图解健康知识丛书

图解

保健中的小疗法

王淑霞◎编著

U0254953

四川科学技术出版社

·成都·

图书在版编目（CIP）数据

图解保健中的小疗法 / 王淑霞编著. —— 成都：四
川科学技术出版社, 2024.4

（图解健康知识丛书）

ISBN 978-7-5727-1315-6

Ⅰ.①图… Ⅱ.①王… Ⅲ.①保健—图解 Ⅳ.
①R161-64

中国国家版本馆CIP数据核字（2024）第068851号

图解保健中的小疗法
TUJIE BAOJIAN ZHONG DE XIAO LIAOFA

编　　著	王淑霞	
出 品 人	程佳月	
策划编辑	谢　伟	
责任编辑	谌媛媛	
封面设计	宋双成	
责任出版	欧晓春	
出版发行	四川科学技术出版社	

成都市锦江区三色路238号　邮政编码 610023

官方微博：http://weibo.com/sckjcbs

官方微信公众号：sckjcbs

传真：028-86361756

成品尺寸	170 mm × 240 mm	
印　　张	13	
字　　数	260千	
印　　刷	三河市南阳印刷有限公司	
版　　次	2024年4月第1版	
印　　次	2024年9月第1次印刷	
定　　价	52.00元	

ISBN 978-7-5727-1315-6

邮　　购：成都市锦江区三色路238号新华之星A座25层　邮政编码：610023

电　　话：028-86361770

Preface 前言

中医学是我国一门独特的医学体系，也是传统文化的重要组成部分。三千多年前，我们的祖先就已经开始运用艾灸疗法来养生、防病治病。近年来，人们开始关注中医养生文化，养生保健种类日益丰富，可以说，中医养生理念已逐渐融入人们的日常生活。

基于养生保健思想的日益普及和读者的需求，笔者编写了本书。本书依据中医养生的核心——"以人为本，以和为贵"，以及调理身体气机的中心思想，将中医养生的理念和方法融入读者的日常生活中。

本书共分为四章，包含了自我保健的基础知识、常用的小疗法、常见疾病的日常保健、常见病痛的轻松疗法等内容，详细介绍了人体的生理常识和经络穴位，讲解了包括按摩、刮痧、拔罐、艾灸等在内的常见疗法，普及了呼吸系统、消化系统、心脑血管系统、内分泌系统等疾病的治疗方法与日常保健，对感冒、偏头痛、肥胖症等常见病痛的轻松疗法也作了介绍。

本书采用图解形式，通过大量插图指导读者认识相关穴位的特点和功效，掌握各种疗法的操作方式，实用性强。本书语言浅显易懂，将复杂的医学知识用平实通俗的语言表达出来，方便读者理解。阅读本书，读者能够掌握一些基本的中医养生知识和防病治病的常见疗法，并灵活加以应用，达到预防疾病、科学养生的目的。

由于水平有限，书中疏漏之处在所难免，期望广大读者给予批评指正。

Contents 目录

第一章

自我保健的基础知识

第一节　人体生理常识

人体系统的组成和功能 ///

人体有八大系统，即消化系统、呼吸系统、循环系统、内分泌系统、神经系统、运动系统、泌尿系统、生殖系统，它们共同作用，维护着机体的正常运转。

消化系统

口腔

咽

食管

胃

肝

大肠

小肠

消化系统是由消化道和消化腺组成的。消化道可分为口腔、咽、食管、胃、大肠和小肠。消化腺包括唾液腺、肝、胰腺及位于消化道壁上的腺体，如胃腺、肠腺等。

❶口腔：口腔是消化道的起始部位，它的前壁是上、下唇，侧壁是两颊，上壁是腭，下壁是口腔底。口腔内及周围还有牙齿、舌及唾液腺等器官。口腔有吸吮、咀嚼食物，辨别味道，吞咽和辅助发音等功能。

❷咽：咽是前后略扁的肌性管道，上接鼻腔和口腔，下连喉与食管。咽的前下方通喉部，后下方连食管，是消化道与呼吸道的共同通道。

❸食管：食管是略扁的肌性管道，位于气管之后，在脊柱前方下行，穿过膈肌进入腹腔与胃相连。食管是异物易于滞留和肿瘤的好发部位，其功能是将食物由咽送到胃。

❹胃：胃处于膈下、腹腔左上方的位置，大部分位于左侧肋区，有小部分位于上腹区。胃上连食管处称为贲门，下连十二指肠处称为幽门。整个胃是一个大的囊状器官，分为胃小弯、胃大弯、贴近腹壁的胃前壁及与之对应的胃后壁。胃前壁介于肝左叶与左肋弓之间，直接与腹前壁相贴。胃后壁与胰、横结肠、左肾和左肾上腺相邻，胃底与膈和脾相邻。贲门与幽门的位置比较固定，贲门位于第11胸椎左侧，幽门在第1腰椎右侧附近。胃大弯的位置较低，其最低点一般在脐平面。

❺大肠：大肠位于消化管的末端，由盲肠、结肠和直肠三部分组成。盲肠粗短，位于右下腹部，与回肠末端相连处有回盲瓣，使回肠的内容物依次进入盲肠，并能防止大肠的内容物反流入回肠。盲肠内后壁附有一条蚯蚓状盲囊，称为阑尾。阑尾管腔狭小且常扭曲，容易发炎。结肠分为升结肠、横结肠、降结肠和乙状结肠。横结肠和乙状结肠均有肠系膜，活动度较大。

❻小肠：小肠可分为十二指肠、空肠和回肠三部分，是食物消化、吸收的重要场所。它盘曲在腹腔中部，成人小肠的全长5～6米。十二指肠最短，相当于12根手指并排的宽度，十二指肠的起始部位与胃幽门相接，在X线观察下呈锥形或球形，所以称为十二指肠冠部或球部，是溃疡的好发部位。空肠和回肠没有明显的分界。在小肠的内表面有许多环状皱襞。小肠上段皱襞高，下段则越来越少。小肠黏膜内还有许多肠腺分泌肠液，小肠上皮有许多杯状细胞分泌黏液，以润滑肠道。

▶ 消化腺

在此只介绍消化腺中的肝和胰腺。

❶肝：肝是人体最大的消化腺，位于上腹部偏右侧，肝的上部隆起，与膈肌相贴，下缘角锐利，呼吸时可随膈肌上下移动。肝分为左右两叶，左叶薄而小，右叶较厚而大。

肝的内部结构复杂，其基本结构单位称为肝小叶，成人肝内有50万～100万个肝小叶。肝小叶主要由肝细胞构成，肝细胞单行排列呈板状，称为肝板。肝板间有肝血窦，内含肝巨噬细胞，可吞噬、清除从胃肠进入肝的细菌、病毒和异物。

肝内输送胆汁及储存胆汁的管道系统总称为胆道系统，胆汁由肝细胞分泌，进入肝内输送胆汁的肝管，左右肝管最终汇合为肝总管。胆囊位于肝右叶下方，是长圆形的小囊，经狭窄的胆囊颈与胆囊管相连。胆囊有储存和浓缩胆汁的功能。肝总管与胆囊管汇合下行，称为胆总管，其末端开口于十二指肠乳头，此处的括约肌控制胆汁的排出。

❷胰腺：胰腺呈长条形，分头、体、尾三部分，横置于腹后壁。胰腺内有大量由腺细胞组成的腺泡分泌胰液，胰液汇入胰管。胰管从胰尾走向胰头，出胰腺后与胆总管汇合，共同开口于十二指肠。胰液中含有多种酶，能水解各种营养物质。胰腺中的胰岛能分泌胰岛素和胰高血糖素，直接进入人体，调节人体的糖代谢。

消化系统是在神经系统和内分泌腺的调节下进行活动的。消化道受交感神经和副交感神经的双重支配。通常副交感神经兴奋，可使胃肠运动加强，胆囊收缩，括约肌松弛，消化腺分泌增多。交感神经兴奋时则相反。两者既对立又统一，使消化系统更加协调。而在胃肠黏膜的腺体中还有胃肠道激素，如胃泌素、胆囊收缩素和促胰酶素等，这些激素可调节消化腺的分泌、消化道的运动及刺激消化道黏膜和腺体的生长。

呼吸系统

鼻
咽
喉
气管
支气管

呼吸系统由呼吸道和肺组成，鼻、咽、喉、气管和支气管是气体的通道，肺是人体与外界进行气体交换的器官。

▶ 呼吸系统各器官的功能

❶鼻、咽、喉为上呼吸道；气管、支气管为下呼吸道。呼吸道的特点是有骨或软骨作支架，黏膜上皮有纤毛，以保证气流畅通并排除尘埃和异物。

❷肺：肺位于胸腔内纵隔两侧，分为左肺和右肺。左肺有2个肺叶，右肺有3个肺叶。肺由3亿～4亿个肺泡组成，每个肺泡均与支气管相通，全肺面积约100平方米。肺泡上的毛细血管壁和肺泡上皮细胞及其相应的结构，共同构成呼吸膜。呼吸膜很薄，但对于气体有很高的通透性，氧气和二氧化碳在体内的气体交换，就是在此完成的。此外，肺还参与机体多种物质的合成和代谢。

氧气的运输有两种方式：一是直接溶于血浆运输，不过量非常小；二是靠红细胞内的血红蛋白运输，这是主要方式。当氧气与血红蛋白中的二价铁离子结合后，形成氧合血红蛋白。这种结合形式受到氧分压的影响，在氧分压高的地方，如肺部，氧合血红蛋白生成量增多；而在氧分压低的地方，如组织内，氧合血红蛋白就会释放出氧气，供组织细胞正常使用，所以含氧量就会逐渐减少。

循环系统

毛细血管

静脉

动脉

心脏

毛细血管

> 循环系统是进行血液循环的动力和管道系统，包括心血管系统（血液循环）和淋巴系统（淋巴循环）两部分。

▶▶ 心血管系统

❶ 大循环与小循环：血液循环按其途径不同，可分为大循环和小循环。大循环也叫体循环，动脉血自左心室输出后，经主动脉及各级动脉分支，到达全身的毛细血管，把氧和营养物质输送给组织细胞，并带走新陈代谢的产物和二氧化碳，成为静脉血，再经过各级静脉属支，最后经上、下腔静脉返回右心房。小循环也称肺循环，从右心房流入右心室的静脉血，经肺动脉入肺，在肺泡上的毛细血管内释放出二氧化碳，吸收氧气，暗红色的静脉血变成鲜红色的动脉血，后经左右各两条肺静脉返回左心房。

❷ 心脏：心脏位于胸腔中部略偏左下方，在两肺之间、膈肌之上，前面是胸骨和肋软骨，后面是食管和脊柱，被心包包裹。心脏呈前后略扁的圆锥体，心尖朝向左前下方，对着左前胸第5肋间隙，此区可扪及心尖搏动；心底朝向后上方。心壁主要由心肌构成，内有心内膜，外包心外膜。心外膜就是心包的脏层，心包的脏层和壁层间的腔隙称为心包腔，含有少量的浆液，有润滑和减少摩擦的作用。

❸血管：血管分为动脉、静脉和毛细血管。从心脏运送血液到全身各器官的血管叫动脉；从毛细血管输送血液回流入心脏的血管叫静脉，动脉常与静脉、神经伴行，组成血管神经束。毛细血管是人体器官和组织内物质交换的场所，分布广、数量多、管壁薄、口径细，其分支互相吻合形成毛细血管网。主动脉是体循环的动脉主干，离开主干的动脉各级分支呈左右对称性，分布于身体的头颅、躯干和四肢。静脉内血流缓慢，压力较低，静脉管径比同级动脉大，而属支也较多。为了防止血液逆流，一般中等口径的静脉，特别是受重力影响较大的四肢静脉，具有较多的瓣膜结构。

▶ 淋巴系统

淋巴系统是由淋巴管道、淋巴组织和淋巴器官组成的。组织液和细胞进行物质交换后，一部分组织液被毛细血管的静脉端吸收，回到血液内；另一部分则渗入毛细淋巴管内，形成淋巴液。淋巴液经淋巴管收集，由胸导管和右淋巴导管导入静脉。

内分泌系统

人体内有一些特殊的腺体，它们没有导管，称为无管腺或内分泌腺。人体内的主要内分泌腺有脑垂体、甲状腺、甲状旁腺、肾上腺、松果体、胰岛、性腺（生殖腺）和胸腺等。内分泌系统是由内分泌腺组成的。内分泌腺的分泌物是激素，它可直接进入周围血液，经血液循环到全身，有选择地影响一些器官的活动，对人体的生理有重要调节作用。

①脑垂体：脑垂体又称为垂体，位于颅腔底部，形似杏仁或豌豆，为卵圆形小体，重0.5～0.7克，是人体最重要的内分泌器官。脑垂体结构复杂，分泌的激素种类多，作用范围广，可以调控其他内分泌腺的活动。根据结构和功能的不同，脑垂体可分为腺垂体和神经垂体。

脑垂体

甲状腺

②甲状腺：甲状腺是人体内最大的内分泌腺，重20～30克。它在气管上端甲状软骨两侧，分左右两侧叶，呈"H"形。甲状腺吸收血液中的碘，合成甲状腺激素。甲状腺激素的主要功能是促进新陈代谢、促进生长发育、提高神经系统的兴奋性。如果甲状腺激素分泌太多，会发生甲状腺功能亢进；如果分泌不足，则会导致儿童生长停顿、智力低下，即呆小症。

③甲状旁腺：甲状旁腺是棕黄色圆形小腺体，位于甲状腺两侧背面的上下两端，左右各两个，可分泌甲状旁腺激素，以维持血钙浓度的相对稳定。

甲状旁腺

右肾上腺　　　左肾上腺

④肾上腺：肾上腺位于左、右肾上方，左肾上腺呈半月形，右肾上腺呈三角形。成人的肾上腺每个重3～5克。肾上腺分为内外两层，外层颜色较浅，称为皮质；内层颜色较深，称为髓质。皮质有参与水、盐代谢，调节糖、蛋白质代谢，分泌男性激素等功能。髓质可分泌肾上腺素和去甲肾上腺素，其作用与交感神经兴奋一样。

⑤松果体：松果体位于颅内，为椭圆形小体，形似松果，故得此名。松果体自7岁左右开始退化，成年后钙化。松果体可合成和分泌褪黑激素等多种活性物质，影响机体的代谢活动、性腺发育和月经周期等。松果体内分泌活动与环境的光照密切相关，并有昼夜的周期性变化。

松果体

胰细胞团

⑥胰岛：胰岛指散布在胰腺里的一个个胰细胞团，犹如大海里的许多岛屿，所以称为胰岛。胰岛分散在胰腺的内分泌组织里，内有两种细胞，胰岛A细胞分泌胰高血糖素，有升高血糖浓度的作用；胰岛B细胞分泌胰岛素，有降低血糖浓度的作用。两种作用的对抗，维持了人体血糖浓度的相对稳定。

⑦性腺（生殖腺）：男性睾丸内的间质细胞能分泌雄性激素，使男性出现第二性征并维持正常性功能。女性卵巢内的卵泡细胞和黄体产生雌性激素。其中，雌激素的功能是促进女性生殖器发育、乳腺生长，并维持女性的第二性征和性欲；孕激素使子宫内膜增厚、富有营养，为受精卵的植入做准备，并使乳腺发育，为哺乳做准备。女性性腺对月经周期也有重要的调节作用。

胸腺

⑧胸腺：胸腺位于胸骨柄后方，与机体免疫功能关系密切。骨髓产生的淋巴干细胞最初没有免疫性，但经过血液循环到达胸腺后，便具有免疫功能。这些细胞称为胸腺依赖性淋巴细胞，也叫T淋巴细胞，主要功能有抗原识别、细胞免疫、免疫调节。此外，胸腺还有分泌胸腺素，刺激机体产生淋巴细胞的作用。

神经系统

神经系统是人体中结构和功能最复杂的系统，在人体内起主导作用，它协调人体内部各器官、系统的活动，使其成为一个完整的统一体，同时还调整人体与外界环境，使之保持平衡。神经系统由脑、脊髓及与其相连并遍布全身各处的周围神经系统所组成。

1.中枢神经系统

　　脑和脊髓组成中枢神经系统。脑位于颅腔内，成人脑平均重1400克。脑分为脑干、小脑、间脑和大脑四部分。

前脑
- 端脑
- 间脑

脑干
- 中脑
- 后脑
  - 脑桥
  - 延脑

大脑皮层
大脑
联胼体
丘脑
下丘脑
垂体
小脑
脊髓

2.周围神经系统

嗅神经
滑车神经
三叉神经
位听神经
舌咽神经
副神经

视神经
动眼神经
展神经
面神经
迷走神经
舌下神经

　　共12对，多分布在头颈部。嗅神经连于大脑，视神经连于间脑处，其余10对都连于脑干。第10对脑神经又称为迷走神经，其内的副交感神经纤维分布范围较广，可至头颈部、胸腔和腹腔脏器，是调节这些部位器官生理活动的重要神经。

运动系统

　　运动系统由骨、骨连结和骨骼肌三种器官组成。它们占人体体重的大部分，并构成人体的轮廓。人体的每块骨都有一定的形态结构和功能，因此每块骨都是一个器官。骨与骨之间由关节连接。在肌肉的作用下，关节屈伸使身体向各方向运动。全身骨与骨连接成骨骼。骨骼是人体的支架与基本形态，它构成颅腔、胸腔和盆腔等，支持和保护腔内的器官。

胸锁乳突肌
锁骨上大窝
锁骨
三角肌
胸大肌
肱二头肌
前锯肌
腱划
肘正中静脉
肘窝
腹直肌
腹股沟
桡侧腕屈肌腱
掌长肌腱
鱼际
小鱼际
缝匠肌
股直肌
股外侧肌
股内侧肌
髌骨
髌韧带
胫骨前肌
胫骨前缘
外踝

枕额肌
眼轮匝肌
提上唇肌
口轮匝肌
咬肌
降口角肌
斜方肌
胸锁乳突肌
三角肌
胸大肌
肱二头肌
腹外斜肌
肱桡肌
桡侧腕屈肌
掌长肌
尺侧腕屈肌
阔筋膜张肌
髂腰肌
缝匠肌
股四头肌
髌骨
腓骨长肌
胫骨前肌
趾长伸肌
腓骨短肌
趾长伸肌腱

泌尿系统

泌尿系统是由肾、输尿管、膀胱及尿道四部分组成的，其主要功能是生成和排放尿液，把机体代谢过程中产生的大部分溶于水的废物（如尿酸、尿素、无机盐及多余的水分）以尿液形式排出体外。泌尿系统在维持机体内环境稳定中起着重要作用。

肾

输尿管

膀胱

尿道

生殖系统

生殖系统包括男性生殖系统和女性生殖系统。男、女性生殖系统具体构成不同，但基本上均由生殖腺、生殖管道、附属腺体和外生殖器四部分组成。前三者因处于体内，所以称为内生殖器。生殖系统的主要功能是产生和输送生殖细胞，以繁衍后代，延续种族，还有分泌激素的作用。

1. 男性生殖系统

膀胱
输精管
储精囊

阴茎
附睾
睾丸

男性内生殖器包括睾丸、输精管道（附睾、输精管、射精管和尿道及附属腺前列腺、精囊腺和尿道球腺）。睾丸产生的精子先储存在附睾内，射精时在输精管内与附属腺分泌的液体组成精液，排出体外。男性外生殖器包括阴囊和阴茎。阴茎具有排尿和排精的双重功能。

2.女性生殖系统

女性的生殖系统分为外生殖系统和内生殖系统。

阴阜

阴蒂

大阴唇

尿道外口

小阴唇

处女膜

阴道口

肛门

①外生殖系统：女性外生殖器也称外阴，是指生殖器官的外露部分。外阴由阴阜、大阴唇、小阴唇、阴蒂、阴道前庭、处女膜、前庭球、前庭大腺、尿道口和阴道口组成。

②内生殖系统：女性内生殖器包括阴道、子宫、输卵管、卵巢。

人体的新陈代谢

　　新陈代谢是指人体或一切生命物质与周围环境之间进行物质交换和能量转换的自我更新过程，是生命的最基本特征。从最简单的生物到结构复杂的人体，都在不断地进行新陈代谢。新陈代谢包括同化作用和异化作用。同化作用即合成代谢，指机体不断从外界环境中摄取营养物质来合成自身的成分，并储存能量的过程。异化作用是分解代谢，指机体分解自我成分，释放能量供生命活动的需要，并将废物排出体外的过程。

　　在新陈代谢过程中，同化作用和异化作用是同时交错地进行的，这是一个复杂的过程。在新陈代谢过程中，物质的变化与热能的转换总是密切联系着的，通常把代谢过程中物质的变化称为物质代谢，把能量的释放、转换称为能量代谢。

人体的物质代谢十分复杂，各种物质的代谢在同一时间、同一组织内有规律地进行，既互相联系又彼此制约，是一个完整的、统一的过程。

能量代谢

人体在物质代谢过程中伴随着能量代谢，当物质合成时需要消耗能量，而物质分解时则会释放能量。能量代谢是指能量释放、转移、储存和利用的过程。

第二节　中医的阴阳五行

> 古人常用阴阳来解释自然界中任何事物与现象内部所具有的对立、统一的两个方面，而五行是中国古代朴素辩证唯物主义的哲学思想之一。

阴阳

阴阳是事物对立统一的两个方面，并由两者之间相互联系、相互影响、相互制约、相互变化、相互转换而引发的事物从产生到发展、从发展到转变、从转变到衰退、从衰退到消亡的渐变过程。

阴阳之道主要体现在阴阳同体、阴阳对立、阴阳互根、阴阳消长和阴阳转化五个方面。在中医理论体系与实践应用的范围内，阴阳之道又被古人赋予了特殊的意义。在人体组织结构、生理功能、病理变化以及相关疾病的诊断与治疗等方面，阴阳之道都得以充分地参悟与应用，成为中医学说厚重的基石之一。

五行

五行学说中的"五行"是指自然界中"木、火、土、金、水"这五类物质的运动变化及相互关系。简单来说，"五行"的基本规律就是相生与相克。相生即相互之间具有互相滋生、互相助长的关系，五行相生的次序是：木生火，火生土，土生金，金生水，水生木，无尽循环。相克就是具有相互制约、相互克服、相互阻抑的关系。五行相克的次序是：木克土，土克水，水克火，火克金，金克木，无尽循环。

在中医的理论与实践当中，"五行"被赋予了更丰富、更灵活、更生动的内涵。在人体脏腑结构及其各个部位与外在环境的相互关系上，肺属金，肝属木，肾属水，心属火，脾属土，按照五行相生的规律来划分，即是肝（木）生心（火），心（火）生脾（土），脾（土）生肺（金），肺（金）生肾（水），肾（水）生肝（木），起滋生和促进作用；按照五行相克的规律来划分，则是肝（木）克脾（土），脾（土）克肾（水），肾（水）克心（火），心（火）克肺（金），肺（金）克肝（木），起着制约和阻碍的作用；而其中"木"代表着生长、升发、舒畅，"火"代表着炎热、向上、光明，"土"代表着生化、承载、受纳，"金"代表着沉降、肃杀、收敛，"水"代表着寒冷、向下、滋润。

阴阳与五行

阴阳学说是中医学的指导思想和理论根基，五行学说是中医的纲领，构建了中医的理论框架，中医利用五行学说来分析和归纳人的形体特征和结构功能，以及人与环境的关系。

▶ 阴阳学说在中医学中的应用

阴阳学说解释人体的病理变化	阴阳偏盛	阳偏盛，病理表现为阳邪亢盛、阳盛伤阴，会损伤机体阴液，造成实热证。
		阴偏盛，病理表现为阴邪亢盛、阴盛伤阳，会损伤机体阳气，造成实寒证。
	阴阳偏衰	阳偏衰，阳气不足以抑制阴气，会造成虚寒证。
		阴偏衰，阴气不足以抑制阳气，会造成虚热证。
	阴阳互损	阳虚达到一定程度时会无力促使阴液化生。
		阴虚达到一定程度时不能滋养阳气。
	阴阳转化	阳证在一定的条件下可以转化为阴证。
		阴证在一定的条件下可以转化为阳证。

▶ 根据五行原理治疗五脏疾病

运用五行学说指导五脏疾病的治疗，可以控制疾病的传变，确定疾病的治疗原则，制定疾病的诊治方法，指导疾病的针刺选穴和指导脏腑用药等。

运用五行学说指导五脏疾病的治疗

控制五脏疾病的传变	确定五脏疾病的治疗原则	制定五脏疾病的诊治方法	指导五脏疾病的针刺选穴	指导脏腑用药
五脏的疾病会向其他脏腑传变，在对所病之脏治疗的时候，还要根据五行生克乘侮采取阻断病传的措施。	要根据五行的生克理论来确定五脏疾病的治疗原则，要抑强扶弱，虚则补其母，实则泻其子。	具体诊治五脏疾病的时候，要注意滋水涵木、抑火补水、培土生金、金水相生的原则。	运用五行学说指导针刺选穴，根据腧穴的五行属性，运用五行生克理论进行选穴论治。	运用五行归类的理论，把五脏六腑和药物的五色五味归属于五行，同一类别的药物能调整相应脏腑的失调状态。

018

第三节　人体的经络穴位

作为人体组织结构的重要部分，经络系统就如同遍布人体全身上下的网状有机结构，在主管着气血运行、脏腑关联的同时，反映脏腑内部的变化。

经络穴位是中医诊断病症、治病祛疾的重要内容；而潜藏于人体体表浅层部位，神经反应与传输都异常敏感的穴位（也有穴道、腧穴之称），更掌管着气血的输注与进出，将血管、淋巴管、肌肉组织、神经系统紧密地联系在一起，对外显露病痛，对内引导治疗。这些人体表面看不见的点与线，纵横交错、星罗棋布，共同承载着人体生命的延续与健康的维持。

人体经络是由经脉与络脉共同组成的，前者是人体经脉循行的主要路径，后者则是前者斜出的旁支。除去统属于脏腑的十二经脉、奇经八脉以外，还有十二经别（即十二经脉的别行深入体腔的支脉）、十二经筋（即十二经脉的外周连属部分）、十二皮部（即十二经脉功能在体表分布反射区域）、十五络脉（即十二经脉、督任二脉各分出的斜行支脉，加入脾之大络共计十五条络脉）以及其他众多细小的络脉分支。

我国的古代先哲将万事万物划分为阴和阳，根据阴分和阳分的多少又将阴阳各分为三，即少阴、厥阴、太阴，少阳、阳明、太阳。太阴和少阴两阴交尽即"厥阴"，太阳和少阳两阳合明为"阳明"。而这种"三阴三阳"的划分在古人十二经脉的命名中体现得尤为明显，具体为手太阴肺经、手阳明大肠经、足阳明胃经、足太阴脾经、手少阴心经、手太阳小肠经、足太阳膀胱经、足少阴肾经、手厥阴心包经、手少阳三焦经、足少阳胆经、足厥阴肝经，合称"十二经脉"。其中，与五脏相连，循行于肢体内侧的经脉即为阴经；与六腑相系，循行于肢体外侧的经脉则为阳经。而别道奇行，不直接统属于脏腑的督脉、任脉、冲脉、带脉、阴跷脉、阳跷脉、阴维脉、阳维脉八条经脉则被合称为"奇经八脉"。

人体周身共有720个穴位，其中五脏六腑所循行的12条经络被称为"正经"，加之督、任二脉共14条经络上所排列的361个穴位，被称为"正穴"。北宋年间，宋仁宗诏命翰林医官王惟一所造的北宋针灸铜人，其高度与正常成年人相近，胸背前后两面可以开合，体内雕有脏腑器官，铜人表面镂有354个人体穴位，穴旁刻题穴名。以黄蜡封涂在铜人外表的孔穴之上，铜人内部注满清水，如果人们技艺精湛、取穴熟练，则针入水出，反之则针刺不入。

十二经脉表里相合关系

	阴经（属脏络腑）	阳经（属腑络脏）	循行部位 （阴经行于内侧，阳经行于外侧）	
手	太阴肺经 厥阴心包经 少阴心经	阳明大肠经 少阳三焦经 太阳小肠经	上肢	前缘 中线 后缘
足	太阴脾经 厥阴肝经 少阴肾经	阳明胃经 少阳胆经 太阳膀胱经	下肢	前缘 中线 后缘

经络系统

人体的经络系统主要包括十二经脉、奇经八脉、十五络脉以及从十二经脉分出的十二经别。

经络系统

经脉
　十二经脉
　　手三阴经
　　　手太阴肺经
　　　手厥阴心包经
　　　手少阴心经
　　手三阳经
　　　手阳明大肠经
　　　手少阳三焦经
　　　手太阳小肠经
　　足三阴经
　　　足太阴脾经
　　　足厥阴肝经
　　　足少阴肾经
　　足三阳经
　　　足阳明胃经
　　　足少阳胆经
　　　足太阳膀胱经
　十二经别　十二经脉别出的重要分支
　奇经八脉　督脉、任脉、冲脉、带脉、阴跷脉、阳跷脉、阴维脉、阳维脉

络脉
　别络　列缺、通里、内关、支正、偏历、外关、飞扬、光明、丰隆、公孙、大钟、长强、鸠尾、大包、蠡沟
　浮络　分布于人体浅表部位的络脉
　孙络　最细小的络脉

连属部分
　十二经筋　十二经脉循行部位上分布的筋肉系统
　十二皮部　十二经脉的功能活动反映于体表的部位

第四节　人体部分经络

手太阴肺经

手太阴肺经为十二经脉之一，与手阳明大肠经互为表里，主治呼吸系统和经脉循行部位的病症，如咳嗽、咽喉肿痛、外感风寒等。

中府

尺泽

孔最

列缺

经渠

太渊

少商

鱼际

手阳明大肠经

手阳明大肠经和肺经的关系非常密切，它是肺和大肠的保护者。疏通此经气血，可以预防和治疗人体五官、呼吸系统、消化系统三方面的疾病。

迎香

肩髃

曲池

下廉

阳溪
合谷
三间

商阳

足阳明胃经

足阳明胃经属于胃，络于脾，所以它和胃的关系最为密切，是消化系统非常重要的经络，但同时也和脾有关，维系着人的后天之本。主治胃肠病、神志病和头、面、眼、鼻、口、齿的疾病，以及经脉循行部位的病症。

承泣

下关

地仓

人迎

乳根

天枢

足三里

丰隆

内庭

厉兑

足太阴脾经

足太阴脾经是阴经，跟脏腑尤其是脾、胃及心联系最紧密，同时它也是治疗妇科病的首选经络。主治消化系统、妇科、前阴病及经脉循行部位的其他病症。

周荣

大包

大横

血海

阴陵泉

太白

三阴交

公孙

隐白

手少阴心经

手少阴心经属于心，因此和心脏有密切的关系，它是主宰人体的重要经脉。本经腧穴主治心、胸、神志病及经脉循行部位的其他病症，如眼睛昏黄，胸胁疼痛，上臂内侧后边痛或厥冷，手掌心热等病症。

极泉

青灵

少海

神门

少府

少冲

手太阳小肠经

手太阳小肠经是具有宁心安神、舒筋活络功效的经络，按摩这些经穴可以疏通经气，缓解疲劳。本经腧穴主治耳聋、眼睛昏黄、面颊肿及颈部、颌下、肩胛、上臂、前臂的外侧后边痛等病症。

颧髎

听宫

肩中俞

肩贞

小海

养老

阳谷

后溪

少泽

足太阳膀胱经

足太阳膀胱经主管营运人体中宝贵的体液，作为体内排毒的主干道，它关系到全身各处的通畅与健康。本经腧穴主治泌尿生殖系统、神经系统、呼吸系统、循环系统、消化系统的病症及本经循行部位的病症。

睛明

天柱

风门

委中

合阳

承山

昆仑

至阴

足少阴肾经

肾脏是人体的先天之本，主管骨骼、生殖与人体生长发育，而足少阴肾经决定着肾脏气血的通畅。本经主要治疗妇科、肾、肺、咽喉病症，如月经不调、小便不利等以及经脉循行部位的病症。

俞府

神封

商曲

肓俞

气穴

横骨

筑宾

太溪

手厥阴心包经

手厥阴心包经可主治胸部、心血管系统、神经系统和本经循行部位的病症，如心痛、心悸、心胸烦闷、癫狂、呕吐、热病、疮病及肘臂挛痛等。

天池   天泉

曲泽

郄门

内关

大陵

劳宫

中冲

手少阳三焦经

手少阳三焦经统领着体内的水谷运化、气血循行。主治人体眼耳、面部、喉咙、肩臂以及与"气"相关的疾病。

丝竹空

角孙

颅息

肩髎

消泺

液门

关冲

支沟

阳池

足少阳胆经

足少阳胆经在人体里循行的路线较为绵长、复杂，胆作为掌管人体中精之府的"首席管家"，沿其经脉循行的刺激能够改善体内气血的顺畅运行。主治胸胁、肝胆病症、热性病、神经系统病症和头侧部、眼、耳、咽喉病症，以及本经循行部位的病症。

目窗

天冲

瞳子髎

风池

肩井

环跳

风市

足窍阴

足厥阴肝经

足厥阴肝经循行的路线不长，穴位不多，但是作用一点儿也不小，可以说是体内气血调理、治病祛疾的一把金钥匙。主治胸胁、肝胆病症、热性病、神经系统病症和头侧部、眼、耳、咽喉病症，以及本经循行部位的病症。

期门

章门

阴廉

足五里

曲泉

中封

太冲

督脉

督脉是人体奇经八脉之一，总督一身之阳经，六条阳经都与督脉交会于大椎。督脉有调节阳经气血的作用，故称为"阳脉之海"，主生殖机能，特别是男性生殖机能。该经脉发生病变主要表现为脊柱强直、头重痛、项强、眩晕、癫痫、癃闭、痔疮等。

神庭

水沟

百会

风府

哑门

大椎

身柱

命门

长强

任脉

　　任脉是人体的奇经八脉之一，它与全身所有阴经相连，身体的精血、精液都由任脉所主，也被称为"阴脉之海"。其病症即以下焦、产育为主，任脉主治遗尿、遗精、腹胀痛、胃痛、呃逆、舌肌麻痹、各种疝气病、女子带下、女子小腹结块等病症。

承浆

廉泉

膻中

上脘

神阙

阴交

关元

中极

会阴

第五节　病症的辨证施治

辨证施治是对病情进行分析、推理、判断、综合，从而得出疾病的原因、部位、性质，确定治疗的方法。

辨证就是在中医理论的指导下，将四诊搜集的各种症状、体征等资料进行综合分析。辨证施治的要点主要包括辨别疾病的部位、辨别疾病的性质、辨别疾病的"病邪"等几方面。

气、血、津液、阴阳病辨证主要运用于内伤疾病，气、血、津液、阴阳是构成人体和维持人体生命活动的物质基础，它的生成和作用离不开脏腑的生理功能，而脏腑生理功能也依赖于气、血、津液的推动和滋养，所以气、血、津液的病变与脏腑病变密切相关。

脏腑辨证是运用脏腑经络、气、血、津液以及病因的相关理论，分析四诊所搜集的症状、体征等资料，用来辨明疾病所在的脏腑部位、病因、性质以及正邪盛衰的一种辨证方法。脏腑辨证主要用于内伤杂病的辨证，是疾病诊断的基础。

一切破坏人体正常功能，引起疾病的因素，不管是从体外侵入的还是体内生成的都叫作"病邪"。风、寒、湿、痰、热、暑、燥、火等，都是病邪。每种病邪都能致病，并且都有一定的症候。

外感疾病是指人体感受外邪而引起的一类疾病。外感疾病一般都具有一定的致病因素，并且有流行性、季节性、地域性的特点，甚至有些外感疾病还有传染性。外感疾病的病程具有明显的阶段性特点，其辨证方法主要有六经辨证、卫气营血辨证、三焦辨证等方法。

辨别疾病的性质

所谓八纲，就是虚、实、寒、热、表、里、阴、阳八个辨证的纲领。八纲中的虚实是指邪正盛衰，寒热是指疾病的属性，表里是指疾病部位的浅深，阴阳是指疾病的类别。八纲辨证必须通过"病邪辨证"与"脏腑气血辨证"后才能对疾病做出正确的判断。

虚实

虚实的概念是在中医学中"邪正"理论的基础上形成的。凡是正气不足、抗病力弱的，都称为虚证。而实证是指机体受到外邪导致的以面赤、气粗、肿胀、舌苔厚腻等为主要临床表现的一种病症。

虚实辨证

虚证的症状：神疲乏力，自汗，盗汗，心悸，耳鸣，声音低微，气短，面色无光，久泄，食物不化，腰酸遗精等。脉象细小无力，舌质淡或红，少苔。

实证的症状：腹胀胸满，喘逆气粗，胁腹痞块，疼痛拒按，大便秘结或腹痛下痢，小便不通，少腹胀满等。脉象弦实有力，舌苔厚腻。

寒热

寒证多为人体功能衰退的症候，热证多为人体功能亢盛的症候。寒证的治疗用回阳、温中、散寒等方法；热证的治疗用清热、凉血、泻火、解毒等方法。

寒热辨证

寒证的症状：面色苍白，恶寒，蜷卧，腹脘疼痛，大便稀薄，小便清长，四肢不温等。脉沉细或迟或弦紧，舌苔白润。

热证的症状：面红，目赤，身热不恶寒，烦躁，口干喜饮，大便秘结，小便黄赤等。脉数有力，舌质红，苔黄腻，干燥。

表里

凡病在人体的肌肤、经络的，都属于表证的范围；病在脏腑的，都属于里证的范围。

表里辨证

表证的症状：怕冷，发热，头痛，身痛，鼻塞，四肢关节酸痛等。脉象浮，舌苔薄白。

里证的症状：发热，烦躁，口渴，胸闷呕吐，胁痛腹痛，便秘或泄泻等。脉滑数或沉弦，舌苔腻。

阴阳

阴阳是八纲中的总纲，是辨别疾病属性的两个纲领。

阴阳辨证

阳证的症状：一般所称的表证、热证、实证以及外科疮疡，局部红肿热痛，脓液稠厚发臭等。

阴证的症状：一般所称的里证、寒证、虚证以及外科疮疡，局部不红不热不痛，脓液稀薄等。

▶ 八纲辨证源流表

时代	著作及作者	贡献
秦汉	《黄帝内经》	八纲还没有正式确立，但是已有这方面内容
汉代	张仲景《伤寒杂病论》	在实践过程中应用了八纲的内容
明代	很多医家	提出了八纲的概念和内容
近代	祝味菊《伤寒质难》	正式提出八纲名称

▶ 就医建议

　　本书涉及内容为一般保健知识，仅供参考。每个人的病情千差万别，治疗方法也有所不同。如有不适，应及时就医。

第二章 常用的小疗法

第一节　按摩

按摩是一种自然的物理疗法，它是根据患者的具体病情，利用按摩者的双手在体表相应的经络、穴位、痛点上，使用肢体活动来防治疾病的一种方法。

按摩能调节机体的平衡和神经功能，改善血液循环，促进炎症的消退和水肿的吸收，整骨理筋，解痉止痛，润滑关节，松解粘连，提高机体的抗病能力。随着人类社会的进步和人们生活水平的提高，对无损伤、无副作用的自然疗法的需求与日俱增，按摩疗法已受到人们的高度重视。而且，按摩疗法简便易学，不受场地的限制，无须特殊的器械设备，疗效显著、安全可靠、经济实惠，运用得当便可获得事半功倍的效果，因此越来越多的人用这种方式来治病强身。

中国的按摩疗法早在原始社会就已经出现了。在黄帝时期，一个叫俞跗的人在祖先经验的基础上，总结出了"古代按摩八法"，其中一些手法具有很好的美容保健作用。

两千多年前问世的《黄帝内经》是我国现存的医学文献中最早的一部总结性著作，这本书对自我保健与美容理论核心的"精、气、神"学说作了系统精辟的论述，它不仅为按摩治病奠定了理论基础，也为自身保健、美容按摩技术的普遍应用奠定了理论基础。

在秦汉时期，按摩常用来治疗"筋脉不通""肢体麻痹不仁""肌肉坚紧"及"寒气客于肠胃之间，膜原之下"等证。《汉书·艺文志》载有《黄帝歧伯·按摩十卷》，此书可能是我国第一部按摩专著，可见利用按摩来治疗疾病在古代已颇为盛行。

隋代巢元方编著的《诸病源候论》，也介绍了许多保健、美容方法。"摩手掌令热，以摩面从上下二七为止。去气，令面有光。又，摩手令热，摩身体从上至下名曰干浴，令人胜风寒时气，寒热头痛，百病皆愈。"这段话生动而准确地描述了脸部、全身的按摩方法和效果。

按摩不仅在中国历史悠久，在古希腊和古罗马，人们也把按摩作为治疗多种疾病的手段。在科学发展日新月异的今天，按摩的独特功效同样大放异彩，深受各国人民的欢迎和喜爱。

常用的按摩手法

按摩手法是按摩的手段。按摩时，手法的熟练程度及正确与否对按摩疗效起着至关重要的作用。

推法

以指、掌、拳或肘部着力于身体体表治疗部位上，进行单方向的直线或弧形推动。

拿法

用拇指与食指、中指或拇指与其他四指相对用力，呈钳形，持续而有节奏地提捏或捏揉肌肤。

摩法

指摩法　食指、中指、无名指相并，指面附着于特定部位按顺时针或逆时针环转运动。

掌摩法　用手掌掌面附着于施术部位，做有节律的环形摩动。

按法

指按法 用拇指、食指、中指的指端或螺纹面垂直向特定部位按压。

掌按法 用手掌根部着力向下按压，可用单掌按或双掌按，亦可双手重叠按压。

肘按法 将肘关节弯曲，用突出的尺骨鹰嘴着力按压特定部位。

捏法

用拇指和其他手指对合用力，均匀地捏拿皮肉，称为捏法。

两指捏法 用拇指指腹和中指中节桡侧面相对用力，将肌肉提起做一捏一放动作。

三指捏法 用拇指直面顶住皮肤，食指和中指在前按压，三指同时用力提拿肌肤，双手交替向前移动。

揉法

揉法是常用按摩手法，是用手掌大鱼际或掌根、全掌、手指螺纹面部分着力于体表施术部位上，做轻柔和缓的回旋揉动。

指揉法 用拇指、食指、中指的指端或螺纹面垂直向特定部位按压。

掌揉法 用手掌大鱼际或掌根着力于施术部位做轻柔缓和的揉动。

点法

　　用指端或屈曲的指间关节部着力，持续点压，刺激患者的某些穴位，称为点法。

拇指点　用拇指指端按压体表穴位。

屈指点　包括屈拇指点和屈食指点法。即弯曲手指时，用拇指指间关节桡侧或食指近侧指间关节点压施术部位。

击法

　　用拳背、掌根、掌侧小鱼际、指尖或桑枝棒打击身体一定部位或穴位，称为击法。

指击法　用手指末端着力击打。

拳击法　手握空拳，用拳背或小鱼际侧击打。

小鱼际击法　手掌伸直，用单手或双手小鱼际着力击打。

掌击法　手指自然松开，用掌根部击打。

第二节　刮痧

刮痧疗法是常用中医疗法之一，也是中医疗法的重要组成部分，具有简便易学、取材方便、操作简单、安全、疗效显著等特点。

刮痧疗法在民间广为流传，深受大众的喜爱，越来越多的人开始采用这种手法进行自我保健和养生。

"痧"一方面是指病邪的痧，这里是泛指由于邪气侵入人体，孔窍闭塞、经脉阻塞、气血凝滞、雍盛实热而产生的各种头晕头痛、身热倦怠、胸口气闷、四肢乏力、上吐下泻等症。另一方面，"痧"也是病症的表现。这类疾病的表现多是体表出现各种红紫或紫黑的痧点或痧斑。这些大多是邪气闭阻不能外达的表现，能够用来帮助诊断和治疗。

刮痧的源头可追溯到旧石器时代。远古时期，当人们患病时，不经意地用手或石片在身上抚摩、捶打，有时竟然使病情得到缓解。时间一长，自然形成了砭石治病法，这是"刮痧"的雏形。刮痧在古代又称"刮治"，到清代被命名为"刮痧"，然后一直沿用至今。

明代医学家张凤逵认为，毒邪由皮毛而入就会阻塞人体脉络，阻塞气血，使气血不畅；毒邪由口鼻吸入也会阻塞络脉，使络脉的气血不通。这种情况就可以运用刮痧疗法，将刮痧器具在经络穴位上进行刮拭，直到皮下出血，通过发汗使汗孔张开，痧毒就这样被排出体外，从而达到治疗疾病的目的。

简单地说，刮痧就是用手指或各种边缘光滑的工具，蘸上具有一定治疗作用的刮痧介质，在人体表面特定部位反复进行刮拭，使皮肤表面出现瘀血点、瘀血斑或点状出血，这就是所谓的"出痧"。

刮痧疗法的功效

刮痧的功效

从中医的角度讲，刮痧有以下功效：能够调理气血运行，改善脏腑功能，具有活血化瘀、舒筋通络、开窍醒脑、解表祛邪、行气止痛等作用。

从西医的角度讲，刮痧是通过刮拭一定部位来刺激皮下毛细血管和神经末梢，促使中枢神经系统产生兴奋，以此来发挥系统的调节功能。刮痧通过刺激局部毛细血管扩张，加强循环血流量，增强人体的抗病能力。

刮痧疗法的作用

刮痧的五大作用

镇痛作用
刮痧对各种疼痛都有良好的治疗效果，具有见效快、作用持久、无药物依赖的特点。

活血化瘀
刮拭局部可以调节局部肌肉的收缩和舒张，促进刮拭组织周围的血液循环，起到活血化瘀、祛瘀生新的作用。

调整阴阳
通过腧穴配伍和一定的手法来实现对人体平衡阴阳的治疗作用，使机体恢复其正常的生理功能。

发汗解表
刮拭皮肤表面，使皮肤出现充血，邪气就可以从开泄的腠理中泄出。

美容排毒
在面部进行刮痧，可以使体内所瘀积的血液、秽浊之气得到宣泄，能起到美容效果。

刮痧的适应证与禁忌证

刮痧疗法的治疗范围非常广泛，但是，刮痧疗法也不是万能的，有些病症是不宜进行刮痧的。

内科病症　感冒发热、咳嗽、呕吐、肺部感染、哮喘、心脑血管疾病等病症。

外科病症　急性扭伤、腰椎间盘突出症、足跟痛、脉管炎、毛囊炎等病症。

儿科病症　营养不良、食欲不振、生长发育迟缓、腹泻、遗尿等病症。

五官科病症　牙痛、鼻炎、鼻窦炎、咽喉肿痛、视力减退、耳聋、耳鸣等病症。

妇科病症　痛经、闭经、月经不调、乳腺增生等病症。

保健　预防疾病、病后恢复、强身健体、减肥、美容等。

刮痧的适应证

刮痧的适应证与禁忌证

刮痧的禁忌证

禁刮病症　白血病、血小板减少、严重贫血、皮肤高度过敏、破伤风等病症。

禁刮人群　久病年老的人、极度虚弱的人、极度消瘦的人等。

禁刮部位　皮肤上破损溃疡、疮头、未愈合的伤口、韧带及肌腱急性损伤部位等。

禁刮情况　醉酒、过饥、过饱、过渴、过度疲劳等。

第三节　拔罐

> 　　拔罐疗法，又称"火罐气""吸筒疗法"等，是一种以杯罐做工具，借助热力排去其中的空气以产生负压，使其吸着于穴位皮肤或者患处，通过吸拔和温热刺激等，造成人体局部发生瘀血现象的一种治疗方法。

　　中医认为，拔罐之所以可以祛病强身，是因为拔罐可以调节人体功能使之正常运行。具体来说，中医认为拔罐疗法有以下作用。

平衡阴阳

　　中医认为，在正常情况下，人体内各种组织处于一种有机协调的状态，这种状态被称为阴阳平衡。当这种平衡被打破，那么人就会生病，即通常所说的"阴盛则阳病，阳盛则阴病"。拔罐疗法之所以能够产生疗效，正是因为它通过吸拔经络穴位来调整某些脏器的功能，使人体内的阴阳得以重新达到平衡的状态。

疏通经络气血

　　中医认为，人体内存在一个经络系统，它们将人体内外的脏腑等各个组织器官联系成一个有机整体，当经络系统中的某一部分受到邪气侵袭，那么整个系统就会受到影响，疾病因此产生。拔罐疗法正是在经络气血凝滞或空虚时，通过对经络穴位的吸拔作用来引导经络中的气血输布，使衰弱的脏腑器官恢复功能，治疗疾病。

祛湿散寒

　　拔罐不仅有平衡人体阴阳、疏通经络气血的作用，还可以祛风散寒、除湿止痛。其作用原理是利用拔罐的吸力，将充斥在身体表面、经络穴位甚至是身体组织器官内部的风寒、瘀血、痰湿、脓血、热毒等外邪吸拔出来。这样，有关的疾病自然就会痊愈。

拔毒排脓

如果人体内部毒气郁结、恶血瘀滞，那么在其未化脓时施以拔罐疗法，就可将毒血吸出，使气血疏通、消散瘀阻。在其化脓时施以拔罐疗法，则可拔毒排脓，使病症迅速减轻。

拔罐的原理和手法

"拔罐"是我国民间流传很久的一种独特的治病方法，俗称"拔罐子"。拔罐疗法简便易行、效果明显，所以在民间历代沿袭，成为老百姓经常使用的日常救治手法，至今不衰，连一些外国人也颇感兴趣。

拔罐的原理

利用燃烧时产生的热力，排除罐内部分空气，造成负压（罐内气压低于外面大气压），使罐吸附于皮肤。

大气压

皮肤表里

外面的大气压高于罐内的气压，罐便吸附于皮肤。

拔罐的手法

拔罐最常用的是火罐法，就是指借助火焰燃烧时产生的热力，排去罐内空气，使之产生负压，并吸附于体表的方法，这也是最常用的一种方法。

把可燃物点燃后投进罐内，迅速扣在所选的区域。

投火法

把2厘米见方的棉条贴在罐底部，迅速点燃后扣于治疗部位。

贴棉法

走罐法

待罐拔住后，把罐体在患部上、下、左、右推动6～8次，局部皮肤出现红润即可。

取罐法

一手扶罐身，一手压紧罐口的皮肤，使空气进入罐内，即可脱落。

第四节　艾灸

　　艾灸疗法是将艾绒置于体表穴位或患处烧灼施灸的方法，是中医最常用的一种治病方法，包括艾炷灸、艾条灸、艾饼灸、艾熏灸四类。艾灸疗法主要是通过作用于穴位来治疗各种疾病，因此在治疗时，取穴配穴得当与否直接关系到治疗效果的好坏。人体有361个经穴和众多的经外奇穴，每个穴位的功能各不相同。只有根据临床经验和经穴理论，掌握一定的取穴原则，才能合理地为患者取穴灸治。取穴原则主要包括局部取穴、远部取穴和随症取穴。另外，掌握正确的取穴方法是准确取穴的基础。常用的取穴方法有骨度分寸法、手指比量法、体表标志法和简易取穴法四种。

但是人体某些穴位是不能施行艾灸疗法的，我国首部明确提出禁针禁灸穴位的医学专著为《针灸甲乙经》，该书记载的禁灸穴位有：头维、承光、风府、脑户、哑门、下关、耳门、人迎、丝竹空、承泣、百环俞、乳中、石门、气冲、渊腋、经渠、鸠尾、阴市、阳关、天府、伏兔、地五会等。

用艾灸治疗疾病的时候，除了要用到艾炷、艾条和一些中药外，有些艾灸疗法还需要使用一些艾灸器具。常用的艾灸器具主要有三种：温灸筒、温灸盒、温灸管。

艾灸的方法

艾灸是用艾绒做成大小不同的艾炷，或用纸卷成艾条，在穴位上或疼痛处烧灼熏熨的一种治疗方法。一般用于治疗慢性和虚寒的病症，下面介绍几种常用的艾灸方法：

艾粒灸　这种艾灸方法用的艾炷最小，如麦粒大，因此也叫作"麦粒灸"。多用于治疗贫血、消化不良等虚弱性病症，每次选用2～3穴，隔日施治。

化脓灸　用细艾绒做成如半截枣核大的艾炷，要求做得紧密耐燃。用时可先以大蒜液涂一下穴位，然后点燃艾炷，灸完一炷后擦净局部，再涂蒜液加艾炷再灸。

温针灸　温针是在针刺之后，于针尾裹上艾绒点燃加温，可烧1～5次，多用于风湿痹痛等病症。如用银制毫针加温，传热作用更好。

艾条灸　用艾绒卷成1.5～2厘米直径的圆柱形艾条，一端点燃后熏灸患处，不着皮肤，以患者感到温热为准。可灸至皮肤红润发热，一般可灸10～15分钟。

隔姜灸　用大片生姜作为间隔物，上面放艾炷烧灼，等患者觉得灼烫，可以将姜片略提起，稍停后放下再灸。一般可灸3～5炷。多用于治疗腹痛、受寒、腹泻等病症。

第五节　针刺

针刺是常用中医疗法之一，是把针具按一定穴位刺入患者体内，用捻、提等手法来治疗疾病。

在现代社会中，随着人们对中医知识的了解，针刺越来越受到人们的欢迎。常用针具有如下几种。

| 毫针 | 用金属制作成，以不锈钢为制针材料。规格有28号、30号、32号，长短以1寸半、3寸两种为主。 | |

| 三棱针 | 针尖呈三角棱形，临床常用于皮肤浅部散刺和点刺出血，或者点刺静脉放血。 | |

| 皮肤针 | 如梅花针、七星针、丛针等，使用时以腕力弹扣刺激部位。治疗时手持细柄，用针尖在一定部位的皮肤上扣打。 | |

| 皮内针 | 有颗粒状、撤钉状，用时撤入皮内，外贴橡皮膏固定，留针时间可以较长。 | |

进针前，患者采取适当的体位，使穴位暴露，便于操作，并注意医者手指、针具与针刺部位皮肤的消毒。进针透皮时要快、准，以减轻患者的疼痛，一般可采用单手进针法：用右手拇指、食指挟持针体，下端留出针尖，迅速刺入皮下，然后将针体刺到一定深度，再进行提插捻转。眼球周围和胸胁部的穴位，应当缓慢刺入，避免损伤脏器和出血。

针刺以直刺为主，如局部肌肉较薄或深处有重要脏器的穴位，则采用斜刺或平刺。针体进入皮肤一定深浅部位后，用食指和拇指前后捻转或上下提插，使患者有酸、胀、重、麻等感觉，亦称"得气"。

针刺必须有感应，才能取得疗效。如果需要止痛、解痉及缓解某些急性发作症状时，就需刺激强一些，待病情缓解后再留针片刻；对于慢性病患者、体弱者、小儿等，刺激相应弱一些，不宜留针。

针具平时应妥善收藏，可放在垫有几层纱布的小盒里面，或者放在两头塞有棉花的竹管里。使用后，用消毒棉球擦干净放好。如果发现针体弯曲或针尖变钝等现象，应该采用竹片拉刮使它平直，或在细磨石上磨光。如有缺损易断的，应及时丢弃。

针刺时的注意事项

检查针具：针刺前应注意检查针具，发现针体有损坏则不能再用，以防断针。如有带钩或变钝者，须修理后再用。

注意消毒：用75％的酒精棉球消毒穴位皮肤，揩擦针体及医者的手指。

选择体位：针刺一般取坐靠、俯卧、仰卧、侧卧等体位，患者不要随便乱动，以防止弯针或断针。

掌握针感：针刺的感觉与一定的解剖结构有关。穴位在针刺时会出现酸、胀的感觉，这是正常现象。在针刺穴位时，有时出现沉重的感觉，如果只出现痛感，可能是针刺不当，应将针取出，改换针尖方向再刺入。不宜反复行针，以免损伤神经组织。

防止晕针：对初次接受针刺的患者应宣传针刺的一般知识，以消除患者的紧张情绪，并让患者采取卧位，防止晕针。

针刺的禁忌

1. 妇女受孕3个月以内者，下腹部禁针；受孕3个月以上者，腹部及腰骶部不宜针刺。三阴交、合谷、昆仑、至阴等穴有通经活血作用，孕妇禁针；即使在平时，妇女也应慎用。

2. 小儿囟门未合，其所在部位的腧穴，不宜针刺。

3. 有皮肤感染溃疡、瘢痕或肿瘤的部位，不宜针刺。

4. 常有自发性出血或出血不止的患者，不宜针刺。

5. 患者在过于饥饿、疲劳及精神紧张时，不宜立即进行针刺治疗。对身体瘦弱、气血亏虚的患者，应取卧位，针刺手法不宜过重。

第六节　耳压

耳压疗法是以毫针、皮内针、艾灸、激光照射等器具，通过对耳郭穴位的刺激以防治疾病的一种方法。耳压疗法操作简便、易学、疗效显著，可以节省药材，具有重大的医疗意义。

人体各个脏器及身体各部位在耳郭上都有一定的"代表区"，这些区域按照一定的顺序有规律地分布在耳郭上，当人体某一部分发生病变时，往往会在相应的耳郭区域出现压痛、电阻降低，或伴有形态与色泽的改变；在这些耳郭反应区加以一定的刺激，可以治疗相应的部位或内脏的疾病。所以，可以根据耳郭上的反应区，对躯体或内脏疾病进行辅助诊断。

耳压疗法的适应范围非常广泛，不仅能治疗各种功能性疾病，还能治疗很多器质性疾病。据不完全统计，耳针能起主治或辅治的病种至少有六七十种，遍及内、外、妇、儿各科，尤以镇痛的效果最为突出，如神经痛、外伤引起的软组织疼痛、胃痉挛、肠绞痛、痛经等，疼痛越剧烈，治疗效果越明显。

耳郭仿佛是全身的缩影，人体各个部分都可以在耳郭上找到相应的"代表区"，这些"代表区"的分布是比较有规律的。要明确耳郭区域的具体分布，必须先对耳郭的表面解剖有比较清楚的了解。

耳郭的前面由颞浅动脉分出的上、中、下三支供血，而耳郭背面则由耳后动脉支出的上、中、下三支供血，有时枕动脉也供应耳郭背面下1／3部分。颞浅、耳后、枕动脉之间有较大吻合支连接，前后互相穿通，在耳朵上构成了一张血液供应网。

一般来说，耳垂相当于头面部，耳舟相当于上肢，对耳轮相当于躯干，对耳轮下脚相当于髋臀部，对耳轮上脚相当于下肢，三角窝代表着盆腔，耳轮脚代表横膈将耳甲一分为二：耳甲腔代表胸腔，耳甲艇代表腹腔，围绕着耳轮脚一圈是消化道，耳屏为鼻咽部，对耳屏和耳垂是头面部。

怎样进行耳压疗法

耳部的穴位

耳穴是指耳郭上一些特定的刺激点。耳穴在耳郭上的分布是有一定规律可循的，如下图所示：

耳部

耳部（后）

耳穴的取法

根据中医脏腑理论与经脉循行的路线取穴。如肝明目，眼病取肝等。

根据现代医学理论取穴。如妇科病、生殖系统疾病取内分泌等。

根据疾病部位取穴。如胃病取腹，膝关节炎取膝等。

根据经验取穴。如镇静、止痛取神门等。

耳压疗法的操作

1. 寻找耳郭反应点

最简单的办法，是利用毫针柄的钝端或圆头玻璃棒、火柴头等在耳郭上细心地压查，当压及反应点时，患者有呼痛、蹙额、歪嘴、躲避等反应。

2. 耳针点的针刺操作

确定主要耳针点后，先做局部消毒，然后以毫针垂直刺入，亦可贯穿软骨。捻转的幅度、快慢、时间根据病情、体质及当时的机能状态而定，一般以能出现较强的感应为好。

第七节　足疗

足疗是在人的足部进行没有损伤的各种良性刺激，达到防病、治病的目的。足疗是我国传统中医疗法之一，也是按摩疗法的重要组成部分。

在人体皮肤和身体内部都分布有感觉灵敏的感受器，这些感受器都受到机体内神经系统的控制和调节。反射是人体对外界刺激的一种生理反应，它是靠神经冲动形成、传导，并引起器官、腺体或肌肉收缩等的一系列反射动作。反射区是与身体各器官及其功能相对应的部位，聚集了大量感受器。通过对反射区的适宜刺激，可以引起相应器官、组织的功能活动，发生良性变化。通过对反射区的认识，对疾病的诊治有重要的意义。

足部按摩手法的要求是：持久、有力、均匀、柔和。持久是要求按摩必须持续一段时间，按摩的时间过短会影响疗效；有力是指按摩的时候要使用一些力量，不要软弱无力；均匀是指操作时动作要有节律，力度适中，使受力者感觉良好；柔和是指操作手法要软而不浮、重而不滞、恰到好处。

如果掌握好足部反射区在诊疗、保健上的按摩手法，就可以得到神奇的疗效。在施行按摩手法治疗的过程中，除了要注意选用何种手法、找准反射位置、协调施治的力度和节奏等之外，还必须遵守一定的规则：姿势要端正，前轻后重，力度要恰当，感觉要适度等。

除了足部按摩，足疗还包括足浴，是指选择合适的药物，用水煎去渣后再兑入温水，然后浸泡双脚的方法，这样会使药液在水温的作用下，通过皮肤的吸收和渗透进入人体，进而输散到人体的全身，达到防病、治病的效果。

足疗的诊法和注意事项

传统中医疗法利用望、闻、问、切四诊，讲求辨证施治。

望诊 足部的望诊，古人俗称"观趾法"，主要观察足部的外形，以及脚底的关节活动，来判断人体的健康情况。	**闻诊** 足疗的闻诊主要是指通过人行走的节奏及脚步声来诊断人体的健康情况。
问诊 问诊是中医必备的基本功，通过短时间的问诊，有经验的医生可以了解患者的病史、起病原因、发病和治疗过程等，是指导临床治疗的重要依据。	**切诊** 切诊是诊断的最后一步，在足疗中是对患者全身及脚底进行彻底的检查，通过对患处施以轻重合适的力量，对问诊的结果进行验证。

足 疗
四 诊

足疗的注意事项

足疗对于全身各系统的疾病都有良好的治疗效果，但是在进行足疗的时候也有需要注意的事项。

足疗的注意事项

在进行足疗前患者要放松下来，如果患者过于紧张或疲劳，不仅会影响治疗效果，还会对患者的身体造成损害。

饭后1个小时内不宜按摩，人体在进餐之后需要时间让胃肠内的食物充分消化，如果进行足疗，会扰乱人体血液流向，引起胃肠不适。

在按摩前要注意对按摩师和患者的保护。按摩师要注意指甲的长度，不要使患者受伤；还要注意对患者足部的隔离，防止异味和皮肤疾病的传播。

要了解患者的病情和体质，做到对症按摩、心中有数，对不同患者的按摩要有所侧重。

受孕的妇女和重症患者，如心脏病、精神病患者不宜进行足疗。

第八节 食疗

> 食疗的理论基础源于丰富的饮食文化和深厚的中医文化，中国的饮食文化源远流长，讲究的是色、香、味、形、质、声、器、意合而为一的高深境界。

古人很早就提出了"五谷为养，五果为助，五畜为益，五菜为充，气味合而服之，以补益精气"的合理膳食搭配的原则。经过漫长的实践与总结，人们发现一些食物不仅可以用来充饥，亦可强健体魄、治病延年，于是在追求饮食所带来的美好体验的同时，更注重于饮食营养的合理搭配与均衡，利用食物原料所具有的某种功效，通过特定的烹制、取用，达到食疗的目的。而人们摄取的各类食材的性、味与中医所遵循的阴阳五行、四气五味、脏腑学说、君臣佐使、辨证施治共同构成了食疗理论的整体框架。

食疗所使用的原料多来自人们日常所熟知的各类食物以及某些特定的中药，古代概括的说法是"谷、肉、果、菜"，在今天看来就是谷物、畜禽、鱼、奶、蛋、水果、干果、蔬菜等各类食材。人们在保证原有膳食的特色与美味的同时，添加一些中药以获得一般食物所不具有的特定功效，而无论是选用的食材还是添加的中药，都具有一定的性、味。

所谓的"性"，即是食物和中药的寒、热性质，通常分为寒、热、温、凉四种。温、热与寒、凉分属两类不同的性质，温弱于热，凉弱于寒。由于食物的性质通常没有中药那么强烈，其温热之中温性居多，寒凉之中凉性为广，因此，食物一般只分成温热性和寒凉性两大类，而介于两大类之间者则归入平性（即不冷不热）。食物中的温热寒凉主要依据它们对人体所产生的影响来具体判定，其中能减轻或消除热证的食物属寒凉性（如发热时食用的西瓜、梨或荸荠等），能减轻或消除寒证的食物一般属于温热性（如阳虚的人食用羊肉、生姜等食物）。

所谓的"味"，即是中医提及的"辛、甘、酸、苦、咸"五种味道，不同味道的特点与其在食疗中的功效有着极为密切的联系。

孙思邈曾评价："食能排邪而安脏腑，悦神爽志以资血气。"由古至今，食疗不仅仅代表着一种饮食观，它更是一门理论完备、形式多样、方法独特、使用方便、功能齐全的科学。

食疗的历史与发展

俗话说"民以食为天"，人类生存的第一个基本条件就是食物。人们在寻找食物与各种饮食实践中发现了食疗的特点与规律，并经过数千年经验的积累与总结浓缩成今天丰富多彩的食疗文化。

食疗的起源时期

原始社会和夏朝，可称为食疗的起源时期。在这一时期，人们在寻觅食物的过程中逐渐有意识地进行食疗。原始人对饮食文化的第一个认识是食物可以充饥，第二个认识是有的食物含有毒素，第三个认识是有的食物能够治病。《淮南子·修务训》描述当时的情况："神农……尝百草之滋味，水泉之甘苦，令民知所辟就。当此之时，一日而遇七十毒。"这个时期是人类选择食物从不自觉过渡到自觉的时代。

食疗的萌芽时期

周朝是食疗的萌芽时期。在这个时期，人们分辨出某些动、植物的药用价值，明确地区分了食物和药物。这样一来，药物离开了食物大家族，成为单独的一支。这个时期，人们开始对食物进行精细化制作，并开始进行有关食物与疾病的研究工作。

食疗的形成时期

　　从秦汉到隋唐五代是食疗的形成时期。秦汉时期，《黄帝内经》出现，对食疗的作用作了高度总结。在东汉张仲景所著的《伤寒杂病论》中，对临床食疗忌宜与食物禁忌也有论述。唐朝孙思邈所著《千金要方》与《千金翼方》中，对临床医学理论、经验，与食疗养生、食疗禁忌等方面作了全面总结与阐述，这些都使食疗理论得以逐步丰满。

食疗的发展时期

　　从宋朝到当代是食疗的发展时期。明朝李时珍将前人的理论、经验与其个人的领悟、见解进行了归纳与修正，将医学和食疗的理论观念与相关内容重新整合起来，汇集成一部医食兼备的传世大作——《本草纲目》。

　　食疗理论的推广与工艺的发展，让食疗文化逐步形成如今以食疗养生、食疗医治、食疗药膳为主体的保健医疗体系。中西方文化的交流更将食疗文化推升到一个更高的层次，其中营养学、病理学、临床医学等方面的逐步深入都促使食疗文化更为严谨、清晰、全面地展现在人们面前。

第三章 常见疾病的日常保健

第一节　呼吸系统疾病的疗法

慢性鼻炎

　　慢性鼻炎是鼻腔黏膜及黏膜下组织的慢性炎症。临床上根据病变程度的不同，将其分为单纯性与肥厚性两型。慢性单纯性鼻炎表现为鼻黏膜的慢性充血肿胀。慢性肥厚性鼻炎表现为鼻黏膜和鼻甲的增生肥厚。引起慢性鼻炎的因素有很多，如急性鼻炎反复发作或治疗不彻底而演变成慢性鼻炎，邻近器官感染性病灶的长期刺激（如腺样体肥大、慢性扁桃体炎、慢性化脓性鼻窦炎等），鼻腔自身的畸形，鼻腔用药不当等。此外，全身慢性病症（如糖尿病、风湿病、肺结核、肾病等）及环境污染等也可引发本病。

临床表现

　　在临床上，慢性鼻炎主要表现为鼻塞、流涕，可伴有说话呈闭塞性鼻音、嗅觉减退、头痛、头胀、头晕、耳鸣、听力减退等症状。慢性单纯性鼻炎的鼻塞多呈间歇性（在白天、劳动或在新鲜空气中鼻塞减轻，而在夜间、静坐或寒冷时加重）和交替性（当患者侧卧时，居下侧之鼻腔阻塞，上侧鼻腔则通气良好），有时也可表现为持续性。鼻涕一般呈黏稠半透明黏液状，继发感染后可伴有少许脓液。由于鼻涕时常流入鼻咽部，所以容易引起咳嗽、咳痰等症状。慢性肥厚性鼻炎的鼻塞较重，多为持续性，常伴有闭塞性鼻音。鼻涕不多，但较黏稠，不易擤出。

　　慢性鼻炎应与鼻息肉、鼻咽癌、急性鼻炎、慢性鼻窦炎、血管运动性鼻炎等疾病相鉴别。

中医疗法

按摩疗法

按摩穴位	迎香	按摩手法	指压
按摩时间	2分钟	按摩力度	轻

按摩穴位	天突	按摩手法	指压
按摩时间	3分钟	按摩力度	适度

刮痧疗法

对症取穴

背部：风门
上肢部：曲池、手三里、合谷

时间	运板	次数
30分钟	角刮法	60次

风门
在背部，第2胸椎棘突
下，旁开1.5寸。

变应性鼻炎

变应性鼻炎又称过敏性鼻炎，是鼻黏膜的变态反应性疾病。之所以会引发变应性鼻炎，是由于患者存在过敏体质，当遇到某些致敏物时，就会诱发变应性鼻炎。可导致变应性鼻炎的致敏物很多，如食物、药物（如青霉素、阿司匹林等）、吸入物（如尘螨、花粉、真菌、羽毛、棉花絮、动物皮屑等）、化妆品、乙醇（酒精）等。此外，空气污染、气温突变、致病菌感染、内分泌失调，家庭装修造成的甲醛、苯超标等也可成为触发因素。

临床表现

变应性鼻炎通常分为季节性和长年性两种。季节性变应性鼻炎多在春、秋季发病，患者可迅速出现症状，持续数小时、数天至数周不等，但发作间歇期完全正常。长年性变应性鼻炎可随时发作，时轻时重，或于每天起床时发作后逐渐减轻。患者的症状因与致敏物接触的时间、数量及机体对致敏物敏感度的不同而各异。其典型症状表现为鼻痒、打喷嚏、流鼻涕和鼻塞。虽然鼻痒见于多数患者，但部分患者会出现软腭、面部和外耳道等处的发痒。季节性变应性鼻炎的患者还常伴以眼痒和结膜充血。患者常连续不断地打喷嚏，数个至十几个不等，同时伴有大量清水样鼻涕，严重时终日流涕不止。鼻塞可表现为间断性或持续性，单侧性或双侧性，部分患者可出现不同程度的嗅觉减退。如患者延误治疗或治疗不当，则会出现一系列的并发症，如哮喘、结膜炎、鼻窦炎、鼻息肉、中耳炎、咽喉炎等。

变应性鼻炎应与慢性鼻炎、急性鼻炎、鼻中隔偏曲、血管运动性鼻炎等疾病相鉴别。

中医疗法

一、风寒外袭

症状

鼻痒、喷嚏频频，鼻涕连续不断、质清稀，嗅觉减退，伴有头晕乏力，怕寒，口淡，多在天气变化或感冒时候症状加重。

取穴

选穴　风池、肺俞、迎香、曲池、外关。

定位　风池：在项部，枕骨之下，胸锁乳突肌上端与斜方肌上端之间的凹陷处。

肺俞
在背部，第3胸椎棘突下，后正中线旁开1.5寸。

迎香
在面部，鼻翼外缘中点旁，鼻唇沟中。

曲池
在肘横纹的外侧端，屈肘时在尺泽与肱骨外上髁连线的中点处。

外关
在前臂外侧，腕背横纹上2寸，尺骨与桡骨之间。

疗法

　　灸罐法。先用艾条温灸各穴15分钟，以皮肤有温热感及人体感觉舒适为宜，之后吸拔火罐（迎香除外），留罐10分钟，每日1次，5次为1疗程。

二、脾肾亏虚

症状

　　症状反复发作，时好时坏，缠绵不愈，见鼻痒、鼻流涕，伴有食欲不振，腰膝酸软，潮热盗汗。

取穴

选穴　迎香、脾俞、肾俞、中脘、关元。

定位　迎香：见前。

脾俞

在背部，第11胸椎棘突下，后正中线旁开1.5寸。

肾俞

在腰部，第2腰椎棘突下，后正中线旁开1.5寸。

中脘

在上腹部，前正中线上，脐中上4寸。仰卧位，在上腹部，前正中线上，脐中与胸剑联合部（心窝上边）的中点为取穴部位。

关元

在下腹部，前正中线上，脐中下3寸。

疗法

灸罐法。先用艾条温灸各穴15分钟，以皮肤有温热感及人体感觉舒适为宜，之后吸拔火罐（迎香除外），留罐10分钟，每日1次，5次为1疗程。

● 温馨提示

1.远离过敏原，切断病发诱因。

2.调适情志，加强营养，适当锻炼，多做户外活动，以提高机体抗过敏能力。

慢性咽炎和慢性喉炎

慢性咽炎

慢性咽炎是咽部黏膜、黏膜下组织及淋巴组织的慢性炎症。其病程较长，症状较顽固，不易治愈。引起慢性咽炎的因素很多，主要有急性咽炎反复发作、长期接触粉尘或有害的化学气体、邻近器官的急慢性炎症对咽部的长期刺激（如牙龈炎、鼻窦炎、慢性鼻炎等）、不良生活方式的影响等。此外，某些全身性疾病，如痛风、肾炎、糖尿病、心脏病等也可继发本病。

临床表现

在临床上，慢性咽炎可出现咽部干燥、痒感、异物感、灼热感、微痛等症状。若说话过多、气候变化或过度劳累则症状更为明显。由于咽后壁常有较黏稠的分泌物附着而且不容易清除，部分患者可出现刺激性咳嗽、咳痰，在起床及刷牙时特别明显，还可伴有恶心、干呕、反胃等症状。由于这个原因，患者常做清嗓动作或吞咽动作，想将异物清除，但咽又咽不下，咳又咳不出，这些感觉在空咽唾液时非常明显，而在进食、喝水时可减轻或消失。

疾病鉴别

慢性咽炎应与反流性食管炎、咽部异感症、茎突过长症、舌骨综合征、鼻咽肿瘤、口咽肿瘤、咽喉肿瘤相鉴别。

慢性喉炎

慢性喉炎是喉部黏膜的慢性炎症。引起慢性喉炎的原因很多，主要有长期发声不当或过度用嗓、急性喉炎反复发作、长期接触粉尘或有害的化学气体、邻近器官的急慢性炎症对喉部的长期刺激等。

临床表现

临床症状主要表现为声音嘶哑，初为间歇性，后呈持续性，晨起症状较重，以后随活动增加，咳出喉部分泌物后逐渐好转，而次晨又变差。多讲话或疲劳后也会使症状加重，而噤声后声音嘶哑可减轻，由于喉部分泌物增加，常觉有痰液黏附，每当说话，需咳嗽以清除痰液。随着病情的发展，声带会出现肥厚或伴有小结，甚至发展为息肉。

疾病鉴别

慢性喉炎应与喉癌、肺结核、食管癌、甲状腺癌、纵隔肿瘤、癔症性失声、甲状腺手术并发症、主动脉弓瘤、颈部转移性癌相鉴别。

日常保健

◎饮食中的注意事项。比如，食物过热易引起咽喉部黏膜的充血；食物未经细嚼就吞咽，粗糙的食团容易对咽部造成机械性的损伤；过食辛辣、过咸以及油腻的食物，会加重咽喉的不适感；过食烟、酒、醋、甜食、羊肉、浓茶、韭菜、蒜苗、臭豆腐、香椿等食物，容易使嗓子发干，也会加重咽喉的不适症状。

中医疗法

按摩疗法

　　孔是"孔隙"的意思，最是"多"的意思，孔最穴是手太阴肺经上的穴位，按摩这个穴位对治疗咽炎、喉炎有一定的辅助效果。

　　自我按摩法：用拇指指甲垂直下压揉按，先按左臂穴位，再按右臂穴位，每次各揉按1~3分钟。

孔最

　　手臂向前，仰掌向上，以另一手握住手臂中段处，用拇指指甲垂直下压即是该穴。

刮痧疗法

对症取穴

颈胸部：扶突、天突
上肢部：太渊、合谷
下肢部：三阴交、太溪

时间	运板	次数
30分钟	平刮法	60次

扶突

　　在颈外侧部，横平喉结，胸锁乳突肌前、后缘之间处即是。

天突

　　在颈部，前正中线上，胸骨上窝中央。

慢性支气管炎

慢性支气管炎是指由于感染或非感染因素引起的气管、支气管黏膜及其周围组织的慢性非特异性炎症。本病的病因目前还未完全阐明，一般认为是多种因素长期相互作用的结果。比如，吸烟时间越长、烟量越大的人群，患病率越高。而患者在戒烟后，可使病情得到缓解。反复发作的呼吸系统的病毒感染和细菌感染是导致慢性支气管炎病变发展和病情加重的重要原因。此外，长期接触工业粉尘、大气污染和过敏因素也是引起慢性支气管炎的原因之一。而机体抵抗力弱，呼吸系统防御功能低下则是发病的内在因素。

临床表现

慢性支气管炎起病缓慢，病程较长，初期多在寒冷季节发病，待气候转暖时多可自然缓解。晚期炎症加重，症状长年存在，不分季节。根据临床表现，慢性支气管炎可分为单纯型和喘息型。单纯型慢性支气管炎仅表现为咳嗽、咳痰，喘息型慢性支气管炎除有咳嗽、咳痰外，尚有喘息，伴有哮鸣音，喘鸣在阵咳时加剧，睡眠时明显。痰液一般呈白色黏液状或浆液泡沫性，有时黏稠不易咳出。在受寒或感染后症状加剧，痰量增多，黏度增加，痰液呈黄色脓性，甚至出现痰中带血。由于其病程较长，易反复发作，若患者不予以重视，任由病情发展，日久则可出现支气管炎性肺炎、慢性阻塞性肺疾病、支气管扩张、肺源性心脏病等并发症。

疾病鉴别

慢性支气管炎应与肺结核、肺癌、支气管哮喘、支气管扩张、心力衰竭等疾病相鉴别。

中医疗法

按摩疗法

按摩穴位	中府	按摩手法	指压
按摩时间	5分钟	按摩力度	适度

按摩穴位	膻中	按摩手法	指压
按摩时间	3分钟	按摩力度	轻

拔罐疗法

可以采用单纯火罐法治疗慢性支气管炎，让患者取适宜体位，对穴位皮肤进行消毒后，再用闪火法吸拔穴位，留罐15分钟，以穴位皮肤红润为准。每日治疗1次。

对症取穴

肺俞、脾俞、肾俞

▶ 操作步骤

让患者取适宜体位。

↓

对穴位皮肤进行消毒。

↓

用闪火法吸拔穴位，留罐15分钟，以穴位皮肤红润为准。

肺俞

脾俞

肾俞

支气管哮喘

支气管哮喘是因各种过敏因素或非过敏因素刺激了气管、支气管，导致支气管平滑肌痉挛，黏膜肿胀，分泌物增加，支气管管腔狭窄，使患者出现反复发作的喘息、呼吸困难、胸闷或咳嗽等症状。在临床上，引发哮喘的因素很多，如吸入物（如尘螨、花粉、蚊香、香烟、油漆、汽油、动物的皮屑、昆虫的排泄物等）、食物（如蛋类、酒类、奶类、海鲜类、巧克力、冰激凌、食品添加剂等）、药物（如索米痛、布洛芬、普萘洛尔、青霉素、阿司匹林等）、疾病因素（如呼吸道感染、变应性鼻炎、反流性食管炎、睡眠呼吸暂停综合征等）。此外，精神紧张、剧烈运动、气候变化、月经、妊娠等因素也会诱发哮喘。

临床表现

典型的哮喘在发作前常有先兆症状，如打喷嚏、流鼻涕、鼻痒、喉痒、流泪、咳嗽、胸闷等。然而，从先兆期到哮喘发作开始的时间并不一致，可以几秒钟、几分钟，也可在数日后发作，但大部分患者在数分钟内即可发作。患者多表现为气急、咳嗽、多痰、哮鸣音等。哮喘严重时，患者可出现两手前撑，两肩耸起，心跳加快，冷汗淋漓，口唇青紫，烦躁不安等症状。当患者用药后，症状可缓解或消失。还有一种哮喘，表现并不典型，即患者在没有明显诱因的情况下，咳嗽2个月以上，在夜间、凌晨常常发作，在运动或吸入冷空气后会诱发加重，患者服用抗生素或镇咳、祛痰药物无效，而使用支气管解痉药物或糖皮质激素药后症状可明显改善。但是，要确诊为哮喘的话，还必须排除其他与此类似的疾病。

支气管哮喘应与支气管肺癌、左侧心力衰竭、喘息型慢性支气管炎、肺嗜酸性粒细胞增多性浸润等疾病相鉴别。

中医疗法

一、体针

　　取穴　主穴：鱼际、孔最、大椎、定喘。配穴：肺俞、风门、膻中、内关。

鱼际

孔最

大椎

定喘

　　操作　以主穴为主，酌加配穴。先针鱼际、孔最，如效果不明显，继针或改用他穴。二穴刺法为以1~1.5寸毫针快速刺入穴内，进针3~7分，针刺得气后，针尖略向上，采用强刺激施泻法，最好诱发针感至同侧胸部。亦可接通电针仪，连续波，频率120次/分，强度以患者耐受为宜。留针20~60分钟。大椎、定喘，平补平泻，留针15分钟，去针后可拔罐或加艾条温灸。余穴用泻法，留针15~20分钟。发作期每日1~2次，缓解期隔日1次，10~15次为1疗程。

二、艾灸

取穴　主穴分3组：天突、灵台、肺俞；风门、大椎；大杼、膻中。配穴：身柱、膏肓、气海。

操作　一般仅取常用穴，体质虚弱者酌加备用穴。嘱患者正坐低头，暴露背部，标定穴位，将预先制好的含少量麝香的黄豆大艾炷置于穴上点燃。施灸过程中，当患者感觉皮肤灼痛时，医者可轻轻拍打穴周，以减轻疼痛。每炷4~5分钟。待火熄后，再灸第2壮。腹背部穴各9壮，胸部穴各7壮，颈部穴各5壮。灸毕贴以灸疮膏，每日更换1次。每日灸1穴，4~5天为1疗程。每年在夏季或冬季灸1疗程。

怎样定位天突穴

哮喘急性发作的时候，天突穴是一个重要的穴位，此穴属于任脉，具体定位是颈部前正中线上，两锁骨中间，胸骨上窝中央。

取穴时可以这样：先摸到胸骨，再沿着胸骨一直向上，在胸骨的范围内，你如果用手指向下压，只能碰到硬邦邦的骨头，但到了胸骨最上端的尽头处再往下按压，就能按到皮肤、肌肉等软组织了，这个地方就是胸骨上窝，也正是天突穴的所在之地。

哮喘急性发作的时候，应立即按压天突穴，按压的时候不要一直持续地用力，而应该用力按压一会儿，就放松一下，然后再重新用力按压，如此周而复始。一般来说，在按压约3分钟后，哮喘就可以得到明显的缓解。

肺俞、脾俞与肾俞

中医认为，预防哮喘的关键在于补虚调脏，取穴上总离不开肺、脾、肾三脏，而调节这三个脏器的最佳穴位，则是肺俞、脾俞与肾俞。

▶ 肺俞

肺俞

此穴位于背部足太阳膀胱经上，在第3胸椎棘突下，后正中线旁开1.5寸处。

怎样定位第3胸椎？其实很简单，把脖子尽量地弯曲，然后伸手去摸颈部的后面，你将发现有1块骨头在脖子弯曲的时候会向上突出来，这就是第7颈椎。

从第7颈椎开始，沿着脊柱往下，第1块突出的骨头是第1胸椎棘突，第2块是第2胸椎棘突，第3块当然就是第3胸椎棘突了。

▶ 脾俞

在第11胸椎棘突下，后正中线旁开1.5寸处。

要找到这个穴位，你当然可以从第1胸椎一直数下来，不过还有更方便的办法，可以先找第7胸椎，再向下数至第11胸椎。

找第7胸椎的时候，双手要保持自然下垂的状态，然后可以看到在背部的两侧，各有1块肩胛骨，两个肩胛骨的最下缘连成一条线，它和脊柱的交点就是第7胸椎的棘突。

▶ 肾俞

在腰部，第2腰椎棘突下，旁开1.5寸处。

要找第2腰椎可不容易，不过可以先找第4腰椎。做个双手叉腰的动作，会感到腰部两侧各有1块硬硬的骨头，这两块骨头叫作髂骨，髂骨的最上缘，叫作髂骨上棘，两边各有1个。

肾俞

两个髂骨上棘的连线与脊柱的交点，就是第4腰椎的棘突，从第4腰椎开始，只要向上数两个棘突，就到第2腰椎了。

肺俞、脾俞、肾俞，这3个穴位的命名都有个"俞"字，都属于"腧穴"。腧穴是什么？按古人的说法，就是脏腑之气输注于背腰部的穴位。也就是说，这几个腧穴里都含有相应脏器的精华之气，刺激这几个穴位，自然就能对相应的脏器进行调节。

养 生 建 议

天灸疗法

天灸疗法是将一些温热性的药物，如白芥子、细辛等制成药膏，贴在特定穴位处的外用疗法，俗称"贴膏药"。近年来用天灸疗法防治支气管哮喘的做法在各地均有广泛的开展。

第二节　消化系统疾病的疗法

胃食管反流

　　胃食管反流是由于胃和（或）十二指肠的内容物反流入食管，导致食管黏膜出现炎症、溃疡、狭窄等病理性损害的一种疾病。它主要发生于餐后，当反流物进入食管时，就会立即引起食管下括约肌的收缩，将其送回胃内，由于反流物与食管黏膜的接触时间很短，所以食管黏膜不会受损。若其出现病变，反流物就会长时间地滞留于食管而形成胃食管反流。胃排空延缓、胃酸分泌过多、腹内压增高、食管本身蠕动功能下降等都会诱发胃食管反流。

临床表现

　　在临床上，胃食管反流的症状主要表现为胃灼热、反胃和咽下困难，胃灼热是其最典型的症状，多在食后1小时左右发生，患者多在胸骨后、剑突下或上腹部出现烧灼感或疼痛感，有时可向颈、肩、背、耳、手臂等处放射。当患者在平卧、弯腰、咳嗽、剧烈运动、饮食不当时可诱发或加重，而在站立、坐位时或服用抗酸药后可缓解。但对于胃酸缺乏者来说，其烧灼感主要由胆汁反流所致，这时服用抗酸药物的效果就不显著了。反胃多在胃灼热症状发生前出现，反流物呈酸味或苦味，偶含少量食物。

　　随着病情的发展，患者可出现咽下困难，初期为间歇性，由食管痉挛所致。后期由于食管出现瘢痕而变狭窄，表现为持续性的咽下困难。这时，患者如果进食固体食物，在剑突处可有堵塞感或疼痛感，而烧灼感或烧灼痛则不明显。严重的胃食管反流可因食管黏膜糜烂而导致出血，多为慢性少量出血，但长期出血可致缺铁性贫血。此外，胃食管反流还会引起哮喘、慢性咳嗽、慢性咽炎、慢性声带炎、睡眠呼吸暂停综合征等病症。

疾病鉴别

胃食管反流应与心绞痛、食管癌、心肌梗死、消化道溃疡等疾病相鉴别。

中医疗法

药穴指针疗法所用药方剂配制： 郁金24克，香附20克，丁香10克，黄连6克，吴茱萸10克，陈皮18克，半夏24克，旋覆花15克，厚朴24克，槟榔24克，生姜10克。

加工方法： 上药用棕色瓶装，加入50%白酒1000毫升，浸制48小时后取药液。

用法： 每次用棉球蘸少许药液涂敷患者双侧足太阳膀胱经肝俞、胆俞、脾俞及胃俞穴位，以拇指指腹或屈指法点按上述穴位，施以平补平泻手法，力度以患者能耐受、局部皮肤潮红为度，每次15分钟，每日2次，上午、下午各1次。连续治疗3周为1疗程。

肝俞
胆俞
脾俞
胃俞

慢性胃炎和消化道溃疡

慢性胃炎

慢性胃炎是由多种原因引起的胃黏膜的慢性炎症性病变，其发病率在各种胃病中居首位，并有随年龄增长发病率增高的倾向。但它的病因至今尚未完全探明，一般认为与饮食不当、幽门螺杆菌感染、十二指肠液反流、急性胃炎治疗不彻底、精神因素、长期服用对胃黏膜有刺激性的药物等因素有关。

临床表现

在临床上，慢性胃炎缺乏特异性的症状，并且症状的轻重与胃黏膜的病变程度并非一致。多数患者无明显临床症状，但部分患者可出现嗳气、胃灼热、反酸、饱胀、恶心、呕吐、食欲不振、上腹隐痛等症状。

疾病鉴别

慢性胃炎需同胃癌、肝癌、胰腺癌、胆结石、慢性肝炎、慢性胆囊炎、消化性溃疡、肾功能不全、糖尿病、甲状腺功能减退症等疾病相鉴别。

中医疗法

拔罐疗法

对症取穴

肝俞、膈俞、胃俞、胆俞、脾俞、三焦俞、内关、足三里

▶操作步骤

让患者取俯卧位。

↓

用闪火法将火罐吸拔在穴位上，留罐15分钟。

↓

两日治疗1次，5次为1疗程。

刮痧疗法

对症取穴

背部：膈俞、肝俞、胆俞、脾俞、三焦俞、肾俞、气海俞、大肠俞
腹部：中脘、天枢
下肢部：阴陵泉

时间	运板	次数
25分钟	面刮法	60次

肝俞
在背部，第9胸椎棘突下，后正中线旁开1.5寸。

膈俞
在背部，第7胸椎棘突下，后正中线旁开1.5寸。

胆俞
在背部，第10胸椎棘突下，后正中线旁开1.5寸。

胃俞
在背部，第12胸椎棘突下，后正中线旁开1.5寸。

脾俞
在背部，第11胸椎棘突下，后正中线旁开1.5寸。

中脘
前正中线上，脐中上4寸。

天枢
横平脐中，距脐中2寸处。

087

消化道溃疡

消化道溃疡可分为胃溃疡和十二指肠溃疡，其病因迄今尚未完全明了，目前认为它是一种多病因性疾病。与发病有关的因素有胃酸分泌过多、幽门螺杆菌感染、胃黏膜保护作用减弱、药物因素、精神因素、饮食因素、胆汁反流、不良的生活习惯等。

临床表现

在临床上，其症状主要表现为反复发作的腹痛，同时可伴有腹胀、嗳气、反酸、胃灼热、恶心、呕吐、食欲不振等症状。

在此需要说明的是腹痛。胃溃疡所致的腹痛常在餐后30～60分钟出现，疼痛多位于中上腹部、剑突下正中或剑突偏左，1～2小时可逐渐缓解，下次进餐后又可重复出现。十二指肠溃疡所致的腹痛常在餐后3～4小时出现，疼痛多位于中上腹或在脐上方偏右，并可持续至下次进餐，在进食或服药后可缓解。此外，部分十二指肠溃疡患者还可发生半夜痛，尤其是睡前进食者。如果患者对这种疾病不予重视，任其发展，还可出现消化道出血、幽门梗阻、溃疡穿孔等并发症。

疾病鉴别

消化道溃疡应与胃癌、肝癌、胰腺癌、胆结石、慢性肝炎、慢性胆囊炎、慢性胃炎、胃泌素瘤、慢性胰腺炎、功能性消化不良等疾病相鉴别。

中医疗法

可使用按摩疗法。通过按摩上腹部、足三里及内关穴来达到减轻疼痛、治疗溃疡的目的。

上腹部是脾胃两经循行之处，经常按摩上腹部可以促进人体的气血流通，并能够调和脾胃气机，帮助溃疡康复。

在按摩时，患者取平卧位，按摩师用右手掌心向下平放于患者上腹部，左手轻压于右手背上，按顺时针方向轻轻对腹部进行按揉，连续按摩30圈，然后更换左右手位置，再反方向按摩30圈。

对足三里穴进行按摩时，将拇指轻轻放在此穴位上，轻轻按揉5分钟左右，可以起到调气止痛、增强胃消化功能的作用。

内关穴位于手腕横纹上2寸，掌长肌腱与桡侧腕屈肌腱之间，用拇指按压此穴3~5分钟，可以治疗胃部胀痛，帮助溃疡面愈合。

上面的几处按摩穴位和按摩方法都是我们平时比较常用的。除此之外，还有一些按摩穴位，比如中脘、胃俞、脾俞、合谷穴等，了解它们对消化道溃疡的治疗很有帮助。从中医学来说，这几个穴位中，中脘是胃的募穴，胃俞是胃的腧穴，足三里是胃的下合穴。

这些穴位的作用主要在于增强胃的防守能力，虽然它们不可能像小苏打一样把胃酸中和掉，也没办法像硫糖铝那样在溃疡伤口上粘个"创可贴"，但是现代研究发现，刺激这些穴位，能够扩张胃肠道黏膜下的血管，从而增强胃肠道的供血。

我们也可以经常按摩一下合谷穴，这个穴位与脚上的太冲穴合称为"四关穴"，按摩合谷穴具有疏肝解郁、舒缓精神紧张的功效。

图解保健中的小疗法

溃疡性结肠炎

溃疡性结肠炎是以直肠和结肠的浅表性、非特异性炎症性病变为主的一种肠道疾病。它的病因至今尚不十分清楚，但一般认为与遗传、免疫、食物过敏、神经及非特异性感染等因素有关。其起病缓慢，病情轻重不一，常常反复发作。

临床表现

以腹痛（多局限在左下腹或左腰腹部）、腹泻、黏液脓血便或里急后重（指患者有便意，但每次仅能排出少量粪便，有时只有想解大便的急迫感觉而无大便排出）为主，并有着腹痛—便意—排便—缓解的规律性。在早期个别患者腹泻与便秘可交替出现。重症患者可伴有发热、乏力、脱水、恶心、呕吐、心动过速、水电解质紊乱、维生素及蛋白质缺乏等表现。随着病情的发展，患者可出现结节性红斑、关节炎、葡萄膜炎、口腔黏膜溃疡、慢性活动性肝炎、溶血性贫血等免疫系统疾病。

疾病鉴别

溃疡性结肠炎应与大肠癌、血吸虫病、克罗恩病、结肠息肉、结肠憩室炎、感染性肠炎、放射性肠炎、缺血性结肠炎、胶原性结肠炎、肠易激综合征、慢性细菌性痢疾等疾病相鉴别。

中医疗法

按摩可以增加腹部肌肉运动和肠蠕动功能，对治疗结肠炎作用很大。

操作　躺在床上身体放松，右手掌心放在右下腹部，左手掌心放在右手背上，从下腹部按摩上提至右侧肋部，推向左侧肋部，再向下按摩到左下腹部即可。沿顺时针方向反复按摩30～50遍，按摩时无须压力过大，只需轻轻按摩即可。

● 日常保健

◎注意腹部保暖。不吃生冷食物；不喝凉水；根据天气的变化增减衣被；睡前要把腹部盖好。

◎注意饮食卫生。不喝生水；不要吃隔夜及变质的食物；不要吃生的或半熟的水产品；饭前便后要洗手；生熟案板要分开；不要吃烂掉的水果，也不要把水果烂掉的部分削了再吃。

◎肛周皮肤的护理。由于腹泻次数增多，肛周皮肤容易沾染致病菌及不洁之物，若便后不能及时清洗干净，容易引发炎症，甚至糜烂。因此，患者便后要用温水充分洗净肛门，然后用卫生纸轻轻擦干。

痔疮

痔疮是由于肛门直肠底部及肛门黏膜的静脉丛出现曲张而形成的一个或多个柔软的静脉团。在临床上，以齿状线（指直肠黏膜与肛管皮肤之间的一条如锯齿状的交界线）为界，将其分为内痔、外痔和混合痔。内痔位于齿状线的上方；外痔位于齿状线的下方；齿状线上、下静脉丛所形成的痔疮称为混合痔。

临床表现

内痔的早期症状为便血，多在排便时出现，血色鲜红，呈点滴状、喷射状，或手纸带血，或附着于粪便的表面，便后出血可自行停止。但若长期出血，可致贫血。内痔发展至中期表现为大便时即有痔核脱出于肛门外，但便后痔核可自行还纳于肛门内。内痔晚期，便后痔核脱出不能自行回复，需用手还纳于肛门内。严重者，咳嗽、劳动、行走、下蹲、用力、负重、疲劳时都可使痔核脱出肛门外。若痔核脱出没能及时还纳，就会使痔核变硬，继而导致溃疡或感染。外痔一般无自觉症状，偶尔会出现肛门坠胀感、异物感、瘙痒感、便后不爽等异常感觉。但是，如果外痔出现血栓、水肿时，就会引起疼痛。混合痔则兼有内、外痔共同的特点。

疾病鉴别

痔疮应与肛裂、肛瘘、肛周脓肿、直肠息肉、直肠癌、肛门湿疹等疾病相鉴别。

中医疗法

按摩疗法

按摩穴位	秩边	按摩手法	指压
按摩时间	2分钟	按摩力度	重

按摩穴位	长强	按摩手法	指压
按摩时间	5分钟	按摩力度	适度

拔罐疗法

可以采用刺络罐法治疗痔疮，每3日治疗1次，3次为1疗程。

▶操作步骤

让患者取俯卧位，对身体两侧的大肠俞穴皮肤进行消毒。

⬇

用细三棱针快速刺入身体一侧的大肠俞中(一般刺入的深度为0.5~1.2寸)，针刺入后要在身体内左右摇摆5~6次，以使身体同侧下肢有明显的酸胀放射感。

⬇

出针后用闪火法将大玻璃罐吸拔在穴位上，留罐20分钟，起罐后，用干棉球擦净血污。

大肠俞

在腰部，第4腰椎棘突下，后正中线旁开1.5寸。

其他疗法

痔疮的治疗和下肢静脉曲张的治疗基本上是一致的，指导思路也是加速血液循环，使血液尽快回流，不要积聚在局部。

市面上卖的痔疮栓、痔疮膏，一般都有两个作用：一是用上去后局部清凉，可以迅速缓解疼痛、瘙痒等不适；二是它们都含有活血化瘀的药物成分，能够加速血液循环。

除了用药，还有以下两招。

温水坐浴	有浴缸的话，可以把浴缸放满温水再坐浴；没有浴缸的，可以拿个大盆装满温水再坐浴。适宜的温度能够加速局部的血液循环，促进痔疮的静脉回流。
肛门操	肛门操的具体方法如下： 平躺在床上，全身放松，慢慢地呼吸。吸气的时候，要注意肛门放松，不要收缩肌肉；呼气的时候，则注意强烈收缩肛门。如此反复，每次练上10分钟左右即可。当然，如果时间能更长，效果会更好。 肛门操的原理：首先，平躺在床上，肛门静脉回流就不受重力影响了。其次，吸气的时候，尤其是深呼吸时，会感到腹肌也在收缩，另外膈肌下移，两方面加起来，吸气的时候腹压是增大的。但呼气的时候，这两方面都不存在了，这时候的腹压是最小的，此时收缩肛门肌肉，促进静脉回流，将会事半功倍。

慢性肝炎

临床上将肝炎急性期过后，病程超过6个月，而肝的炎症仍持续存在的情况称为慢性肝炎。慢性肝炎多由急性病毒性肝炎转变而来，但长期酗酒，机体自身免疫功能紊乱，长期应用具有肝毒性的药物等均可导致本病的发生。需要指出的是，并不是所有的急性肝炎都转变为慢性肝炎。急性甲型病毒性肝炎和戊型病毒性肝炎预后良好，不会发生病毒的持续携带状态，也不会转变为慢性肝炎或肝硬化。而急性乙型病毒性肝炎和丙型病毒性肝炎则有较多的患者演变为慢性肝炎。由于乙型肝炎病毒感染所致的慢性乙型病毒性肝炎在各种致病因素中占大多数，因此乙型肝炎病毒感染是慢性肝炎最常见的病因。

临床表现

慢性肝炎可分为慢性迁延性肝炎和慢性活动性肝炎。

慢性迁延性肝炎是指病程超过半年，仍然迁延不愈，但症状较轻，体征和肝功能仅有轻度异常，无自身免疫系统及其他系统表现。患者常出现轻度乏力、腹胀、厌油腻、食欲不振、肝区疼痛等症状。体检时多发现肝有轻度肿大。部分患者无明显不适，仅在体检时发现肝有轻度肿大或肝功能不正常。

慢性活动性肝炎患者既往有肝炎病史，而且乏力、腹胀、厌油腻、食欲不振、肝区疼痛等症状比较明显。患者还会出现消瘦、肝掌、蜘蛛痣、肝脾大、面色萎黄等体征。此外，部分患者还兼有皮疹、肾炎、关节炎、心包炎、脉管炎、溶血性贫血等肝外表现。

慢性肝炎应与肝癌、胆管癌、胰头癌、脂肪肝、血吸虫病、药物性肝炎等疾病相鉴别。

中医疗法

治疗肝炎，恢复肝功能的穴位是第9胸椎棘突下，后正中线旁开1.5寸的肝俞和肝俞正下方的胆俞以及第2腰椎棘突下，后正中线旁开1.5寸的肾俞。

这些穴位指压时由上而下，一面吐气，一面强压6秒钟，每回压5次，每天压5回。指压肚脐正上方5厘米处的中脘也很有效，中脘指压法是由左右向中压，其他要领同前。

一、肝肿大、疼痛推拿法

①按压足三里穴：以拇指或食指端部按压双侧足三里穴。指端附着皮肤不动，由轻渐重，连续均匀地用力按压。此法能疏肝理气，通经止痛，强身定神。

②揉肝炎穴：下肢膝关节屈曲外展，拇指伸直，其余四指紧握踝部助力，拇指指腹于内踝上2寸之肝炎穴处进行圆形揉动。此法可疏经络，补虚泻实，行气止痛。

二、低热推拿法

大椎

①捏大椎穴：坐位，头略前倾，拇指和食指相对用力，捏起大椎穴处皮肤，作间断捏揉动作。此法能疏通经络，祛风散寒，扶正祛邪。

②掐内关、外关穴：以一手拇指、食指相对分别按压内关、外关穴，用力均匀，持续5分钟，使局部有酸重感，有时可向指端放射。此法能通经脉，调血气，气调则低热止。

内关

外关

● 日常保健

◎生活作息要有规律，避免过度劳累。因为不规律的生活作息及过度劳累都会打乱机体正常的调节机制，使免疫力下降，促进肝炎病毒的复制，继而导致肝炎的复发。

◎肝病与便秘。粪便在肠道内滞留时间越长，肠道产生的毒素就越多，需要肝解毒的也就越多，这不仅会增加肝的负担，还会损伤肝细胞，而过多的毒素还能通过血液循环进入大脑，引发肝性脑病，因此患者要注意防治便秘。

◎进行适量的体育锻炼。通过体育锻炼，患者可以转移对疾病的注意力，还能促进肝的血液循环，改善肝细胞的营养，减少病毒的复制，这些对疾病的康复都是有利的。一般而言，只要肝功能正常或接近于正常，且经一段时间观察后病情比较稳定，自觉症状也不明显，患者就可以参加体育锻炼。患者需要注意的是，每次的运动时间不要过长，也不要强调运动量，应以不感觉疲乏为准。以后随着身体各项功能的提高，可逐渐增加运动量。当然，若患者处于肝炎急性期或者是慢性肝炎的活动期就必须卧床休息，这样可以增加肝的血流量，以保证肝细胞再生修复时所需要的营养物质。

◎应定期就医复查。因为肝中没有神经组织，所以对轻度的炎症，患者不会产生疼痛的感觉，而一些轻微的消化不良的症状又很难引起患者的重视，或者根本察觉不到。待症状明显时，往往肝的病变已比较严重。患者应定期就医复查。一般而言，肝功能异常者建议每1个月复查1次（或遵医嘱），直至肝功能转为正常；肝功能正常后，建议每3～6个月复查1次（或遵医嘱）；当转氨酶持续正常，且乙型肝炎病毒DNA呈阴性时，建议每6个月进行1次肝功能检查（或遵医嘱）；肝炎病毒携带者建议每6个月复查1次（或遵医嘱）。若在此期间出现不适症状（如乏力、食欲不振、恶心、呕吐、尿黄、皮肤巩膜黄染等）应及时就医检查。

◎合理补充糖类（碳水化合物）。糖类不仅能满足机体对能量的需求，还能促进肝糖原的合成，而肝糖原可增强肝细胞对病毒和毒素的抵抗能力。但是，患者也不宜补充过多，因为过多的糖类会在肝内合成脂肪储存于肝内，若储存的量过多，就会造成脂肪肝。

◎合理补充蛋白质。虽然蛋白质是肝细胞修复和再生的重要原料，但是也需要合理补充。比如，急性肝炎初期，要适量减少蛋白质的摄入量，以免加重肝的负担；在急性肝炎的恢复期，可增加蛋白质的摄入量，但要注意不要补充过多；而有肝性脑病倾向者，则应严格限制蛋白质的摄入量。

脂肪肝

脂肪肝又称脂肪性肝病，是由于肝细胞内脂肪蓄积过多而引起的肝病。引起脂肪肝的原因很多，如肥胖、长期酗酒、药物因素（如四环素、胺碘酮、阿司匹林、硝苯地平、糖皮质类固醇激素等）、疾病因素（如糖尿病、肥胖症、高脂血症、病毒性肝炎、甲状腺功能亢进症等）等。此外，长期厌食、节食、素食，同样也会发生脂肪肝。因为营养物质摄入不足，会导致脂蛋白生成不足，与此同时，机体会将体内储存的脂肪转化为游离脂肪酸，而大量的游离脂肪酸进入肝后，肝又缺乏足够的脂蛋白将这些物质转运到肝外组织，使其在肝滞留，引起脂肪肝。

临床表现

脂肪肝起病缓慢、隐匿、病程漫长，早期没有明显的临床症状，多数是在做B超时才被发现。中、重度脂肪肝患者可出现食欲不振、疲倦乏力、嗳气、厌油腻、恶心、呕吐、肝区或右上腹隐痛等症状。约有50%的患者可伴有维生素缺乏的表现，如舌炎、口角炎、末梢神经炎、皮肤角化、皮下瘀斑等。此外，脂肪肝还会引起激素代谢紊乱，男性可出现乳房女性化、睾丸萎缩、性功能减退；女性可出现月经不调甚至导致不孕。重度脂肪肝患者可出现腹水、下肢水肿、水电解质紊乱、肝门静脉高压等表现。

疾病鉴别

脂肪肝应与肝硬化、病毒性肝炎、自身免疫性肝炎、代谢性肝病等疾病相鉴别。

中医疗法

针灸疗法

取内关、丰隆两穴，手法用泄法，可以化痰降脂，适用于痰湿壅型的脂肪肝。

● 内关

腕掌侧远端横纹上2寸，在桡侧腕屈肌腱与掌长肌腱之间。

● 丰隆

外踝尖上8寸，胫骨前肌的外缘。

● 日常保健

◎坚持体育锻炼。可选择适宜的运动项目，如慢跑，打乒乓球、羽毛球等运动。要从小运动量开始，循序渐进达到适当的运动量，以加强体内脂肪的消耗。

◎合理膳食。坚持早餐吃好、午餐吃饱、晚餐吃少的原则，合理规划每日摄入量。尽量减少油炸食品的摄入，限制饮酒。

◎谨慎用药。必要时应在医生的指导下用药。

慢性胆囊炎

慢性胆囊炎是指胆囊的慢性炎症性病变。引起慢性胆囊炎的原因很多，如胆结石、寄生虫感染、胆盐过度浓缩等，其中以胆结石最为常见。

临床表现

临床常表现为反复发作的右上腹饱胀、隐痛，隐痛可放射至右肩胛下、右侧肋区或右腰等处，在站立、运动及冷水浴后更为明显。此外，患者还可出现嗳气、反酸、饱胀、呕吐、恶心、厌油腻等症状。这些症状多发生于餐后，在进食油腻食物后往往会加重。

疾病鉴别

慢性胆囊炎应与胆结石、慢性胃炎、慢性肝炎、消化道溃疡等疾病相鉴别。

中医疗法

按摩疗法

太冲穴是足厥阴肝经上的穴位，在第1、2跖骨间，跖骨底接合部前方凹陷处，按摩这一穴位对治疗慢性胆囊炎有帮助。

用食指和中指的指尖从下往上垂直按揉太冲穴，有胀、酸、痛感。两侧穴位，先左后右，每次各揉按3~5分钟。

耳压疗法

用毫针柄的钝端刺激神门、交感、肝、胆、十二指肠等对应部位，选择反应明显的部位2~3个，每日1次。

对症取穴
神门、交感、肝、胆、十二指肠等对应部位

····· 表示穴区
● 表示穴位
▲ 表示里面穴位

食物疗法

洋葱炖乳鸽：乳鸽500克，洋葱250克，姜5克，白糖5克，酱油10克，胡椒粉、盐、味精适量。乳鸽洗净剁成小块，洋葱洗净切成角状；锅中加油烧热，洋葱片爆炒至出味。下入乳鸽，加高汤用文火炖20分钟，放白糖等调料至入味后出锅。

胆结石

胆结石是胆道系统结石的统称。目前认为，胆结石的形成与胆汁瘀积、胆道感染、胆固醇代谢失调这三种因素相互作用有关。

临床表现

在临床上，患者常会出现反酸、嗳气、胃灼热、腹胀、厌油腻、肝区或上腹部钝痛等症状。

若是胆囊结石卡在胆囊颈部或胆囊管内，使胆囊内的胆汁不能排泄出去，就会导致胆囊在短时间内迅速膨胀和收缩而产生剧烈绞痛，并可向肩、背等处放射，还可伴有恶心、呕吐等症状，严重时剧痛难忍、大汗淋漓。然而，有时由于患者体位的变动，使卡住的结石退回到胆囊内，或结石被挤入胆总管，此时绞痛也会突然缓解。若急性炎症长时间得不到缓解，患者就要怀疑是否出现了胆囊坏疽或穿孔，这时必须就医诊治。

疾病鉴别

胆结石应与胆囊炎、肝硬化、带状疱疹、慢性胃炎、慢性肝炎、胆囊息肉、肾盂肾炎、消化道溃疡等疾病相鉴别。

日常保健

◎适量限制饮食中脂肪的含量。食物中所含的脂肪过多，会使胆汁中胆固醇的浓度增高，而促使胆固醇结石的形成。但是，若长期只吃素食又会造成胆汁排泄减少，也会使胆汁浓缩，形成胆结石。因此，建议患者在急性发作时应避免进食油腻食物。在病情稳定期间，患者不必过于禁忌，以保证机体对营养的需要，而且也有利于胆汁的分泌和排泄。

中医疗法

按摩疗法

按摩穴位	期门	按摩手法	指压
按摩时间	3分钟	按摩力度	适度

按摩穴位	章门	按摩手法	指压
按摩时间	5分钟	按摩力度	适度

贴敷疗法

对症取穴

双侧肝俞、胆俞、内关、足三里、合谷

材料：白芷10克，花椒15克，苦尖子50克，葱白20个，韭菜兜20个，白醋50毫克。

贴敷方法：1.把上述材料研成细末，用白醋调成膏状。2.对所选穴位皮肤进行消毒，把药膏加热后贴在患处。3.每日1贴，可连续贴敷2~4次。

第三节　心脑血管系统疾病的疗法

高脂血症

　　高脂血症是指全身脂代谢出现异常的一种疾病。它的发生除与遗传、年龄、饮食、体力活动过少等因素有关外，还与某些疾病互为因果，如痛风、肥胖症、糖尿病、高血压、胰腺炎、脂肪肝等。

临床表现

　　高脂血症的症状多不明显，多数患者是在做体检时才被发现。部分患者可出现头晕、胸闷、心悸、神疲乏力、失眠健忘、肢体麻木等症状。高脂血症对机体的损害是隐匿的、逐渐的、进行性的，如果血脂长期增高，血液中的脂质便会沉积于血管壁上，形成粥样斑块，随着这些斑块的增多，会逐渐堵塞血管。这种情况若发生在冠状血管，就会引起冠心病；若发生在脑部，就会出现脑卒中；若发生在肾，就会引起肾动脉硬化、肾衰竭；若堵塞眼底毛细血管，就会导致视力下降、失明。

疾病鉴别

　　高脂血症应与糖尿病、肾疾病、胆道阻塞、甲状腺功能减退症、胆汁性肝硬化等疾病相鉴别。

中医疗法

一、化痰降浊祛脂

药物：苍术30克，虎杖30克，决明子30克，泽泻30克。

| 苍术 | 虎杖 | 决明子 | 泽泻 |

将以上药物煎煮半小时后，兑温水至40～42℃，泡洗双腿，每日1次，每次30分钟，连续泡1个月。

穴位：丰隆、漏谷、足三里。

丰隆是足阳明胃经穴位，在外踝尖上8寸，可以清胃气，化痰湿。用拇指或中指按揉，操作时间可以长些，5～10分钟为宜。

漏谷是足太阴脾经穴，在小腿内侧，内踝尖上6寸，胫骨后方。脾经其他部位的水湿之气向本穴汇聚，并沉降于此处，经常按摩可以健脾化痰祛湿。可用拇指或中指按揉5～10分钟，以小腿发热发胀为宜。

足三里是足阳明胃经穴，在小腿外侧，犊鼻下3寸。它具有调理脾胃、补中益气、通经活络、疏风化湿、扶正祛邪的功效。可用指点或按揉，指点时间较短，一般1～2分即可；按揉可长时间操作，以局部酸胀为宜。

二、活血行气祛脂

药物：红花30克，丹参30克，生芪30克，生山楂30克。

| 红花 | 丹参 | 生芪 | 生山楂 |

将以上药物煎煮半小时后，兑温水至40～42℃，泡洗双腿，每日1次，每次30分钟，连续泡1个月。

穴位：血海、外丘、行间。

血海是足太阴脾经穴位。血，指的是受热变成的红色液体；海，宽阔博大。血海穴名意指本穴为脾经所生之血的聚集之处。本穴物质为阴陵泉穴外流水液气化上行的水湿之气，为较高温度、较高浓度的水湿之气，在本穴为聚集之状，气血物质充斥的范围巨大如海，故名血海。血海是生血和活血化瘀的要穴，位置很好找，用手掌心盖住膝盖骨（右掌按左膝，左掌按右膝），五指朝上，手掌自然张开，拇指指端下面便是此穴。每天坚持点揉两侧血海3分钟，力量不宜太大，能感到穴位处有酸胀感即可，要以轻柔为原则。每天上午9～11点刺激效果最好，因为这个时段是脾经经气的旺时，人体阳气处呈上升趋势，所以直接按揉即可。

外丘是足少阳胆经穴。外，胆经之外也；丘，土丘。外丘之名意指随胆经风气上扬的脾土尘埃，由此飘扬于胆经之外。外丘在小腿外侧，外踝尖上7寸，腓骨前缘。用拇指按揉即可，操作时间不宜过长，约2分钟即可。

行间穴的行，行走、流动、离开也；间，两者当中也。行间的名字，意指肝经的水湿风气由此顺传而上。本穴物质为大敦穴传来的湿重水气，至本穴后吸热并循肝经向上传输，气血物质遵循其应有的道路而行，故名行间。在足背侧，当第1、2趾间，趾蹼缘的后方赤白肉际处。多用拇指或中指点按，一般3分钟即可。

◦日常保健

◎饮食调理。对仅有胆固醇指标增高的患者，饮食上应避免食用高胆固醇类的食物，如动物内脏、肉皮、蛋黄、螺蛳、鱿鱼等。同时还要减少动物性脂肪的摄入量。而对于仅有甘油三酯指标增高的患者，应控制进食的总量（以便控制体重），并要限制糖类食物的摄入量，如甜品、糖果、冰激凌等。除此之外，患者还要减少反式脂肪酸（如黄油及其制品、奶油及其制品、沙拉酱、咖啡伴侣等）、烘烤和油炸食物等的摄入量，并增加蔬菜和水果的摄入量。

◎戒烟限酒。长期吸烟、过量饮酒都可干扰血脂的代谢，使胆固醇、甘油三酯升高，高密度脂蛋白胆固醇下降。此外，研究还发现，被动吸烟者也会使体内的高密度脂蛋白胆固醇下降，甘油三酯上升，患者及其家人对此应给予足够重视。

原发性高血压

原发性高血压约占高血压患者群的95％以上，主要表现为动脉血压的升高。其病因不明，目前认为与遗传、年龄、性别、心理、肥胖、吸烟、膳食、体力活动过少等因素有关。

临床表现

原发性高血压早期可无症状或症状不明显，仅在劳累、精神紧张时血压有所升高，而当休息后便可恢复正常。随着病程的发展，部分患者可出现头痛、头晕、心悸、失眠、胸闷、眼花、耳鸣、肢体麻木、夜尿增多、记忆力减退、注意力不集中等症状。若血压得不到及时、有效的控制，就会加速动脉的硬化，引起心（心绞痛、心肌梗死、心力衰竭）、脑（脑梗死、脑出血）、肾（小动脉性肾硬化症、慢性肾衰竭、尿毒症）、眼（视网膜动脉硬化、眼底改变）等部位的并发症。在此，需指出的是，患者症状的轻重与血压的高低程度并不一定成正比。有些患者血压很高，却没有症状，而有些患者血压仅有轻度升高，症状却很明显。这是由于每个人对血压的耐受程度是不同的。因此，凭自我感觉来估计血压的高低，往往是错误的，也容易延误治疗。

疾病鉴别

原发性高血压应与颅内肿瘤、颅脑创伤、皮质醇增多症、嗜铬细胞瘤、肾动脉狭窄、肾实质性高血压等疾病相鉴别。

中医疗法

按摩疗法

按摩穴位	百会	按摩手法	按揉
按摩时间	3分钟	按摩力度	适度

按摩穴位	风府	按摩手法	按揉
按摩时间	2分钟	按摩力度	适度

拔罐疗法

让患者取坐位，在对大椎穴进行常规消毒后，先用三棱针在大椎穴点刺并使之有少量血液渗出，然后用闪火法将火罐迅速盖在穴位上，留罐5~15分钟。起罐后擦干净血迹并用棉纱包裹，以防感染。每周1次，5次为1疗程。

大椎

位于颈部下端，第7颈椎棘突下凹陷处。

轻松疗法

饮食清淡，心情愉快，无欲则刚，病不能侵

　　由于原发性高血压与高盐饮食密切相关，因此少吃盐是防治高血压的重要食疗手段。由于精神紧张也可能是引起原发性高血压的原因，所以保持心情轻松、注意劳逸结合是应当养成的生活习惯。由于肥胖者往往伴有高血压，因此多运动、避免暴饮暴食也就成了顺理成章之事。

　　中医学有句名言："恬淡虚无，真气从之，精神内守，病安从来。"意思是说保持心情愉快，无牵无挂，饮食清淡，自然就很难得病，这话用于原发性高血压的防治是最正确不过的。

每天10分钟，泡脚按摩比降压药更有效

　　除此之外，还有三个穴位的按摩治疗方法，是有助于控制与预防原发性高血压的，这三个穴位就是太溪、太冲、涌泉。

太溪

太冲

涌泉

足浴

每天晚上打盆热水，把脚放进去泡上一会儿，这几个穴位都会被刺激到，即使不是为了治这个病，每天泡泡脚，同样也是件非常舒服的事。

可以自行按摩的穴位：内关、合谷

内关穴乃心经的原穴，而原发性高血压属于心脑血管系统疾病，所以内关穴自然是不二之选。

合谷穴是大肠经的穴位，这个穴位与太冲穴配起来则称为"四关穴"，有疏肝解郁之效，对于治疗精神紧张以及各种精神疾病均有良好的效果。

这两个穴位对于治疗被怀疑是由精神紧张引发的原发性高血压效果最好。中医学里有一句话，"心主神明"，意思就是说精神紧张，同样可以从"心"去调整，所以内关穴同样有缓解精神紧张的效果。

平常工作、生活压力大的人士，经常按压一下内关、合谷这两个穴位，既可以疏肝解郁，又可以预防或者治疗高血压，可谓一举两得。此外还有一个方法就是沿着背部膀胱经走罐，同样可以达到防治原发性高血压的效果。

内关

合谷

穴位治疗控制原发性高血压的科学依据

穴位治疗控制原发性高血压的科学依据还在研究中，业界比较公认的有以下三方面。

▶ 扩张血管

血管一扩张，血压马上就会下降，这就是西医降压药物的一个重要思路，降压药都是根据这个原理来达到治疗目的。

刺激穴位同样可以达到扩张血管的目的：不管是热水泡脚上的穴位，还是按摩手臂上的穴位，或者在背部膀胱经上走罐，都能够使得穴位下的血管扩张。

除了使局部穴位下的血管扩张外，全身的血管也都可能得到扩张，因为在局部血管扩张后，血管壁就会产生一种扩血管因子，这些因子可能会随着血液流到其他部位，导致其他部位的血管同样达到扩张的目的。

所以对穴位进行治疗，在某种意义上就相当于服用了降压药。

▶ 中枢性作用

刺激合谷、太冲这些穴位，会诱导脑中枢自行释放出内啡肽，合谷、太冲能够疏肝解郁就是这个道理。精神放松，对于血压的降低自然大有好处。

▶ 治疗颈椎病、胸椎病

在背部膀胱经上走罐除了具有以上说的两种作用外，还能够治疗颈椎病、胸椎病，使植物神经功能恢复正常，血压自然也随之恢复到正常水平。

冠心病

　　冠心病是由于冠状动脉粥样硬化，使血管管腔出现狭窄和（或）痉挛，导致心肌缺血、缺氧所引起的心脏病。根据临床特点，冠心病可分为隐匿性冠心病、猝死型冠心病、心绞痛、心肌梗死、心律失常及心力衰竭。其中，心绞痛和心肌梗死是冠心病最典型的临床类型。引起冠心病的危险因素很多，可以是一种或多种因素共同作用的结果。目前，比较常见的因素有年龄、性别、种族、高血压、高脂血症、糖尿病、肥胖、吸烟、饮酒等，而在这其中，高血压、高脂血症、糖尿病和吸烟被认为是最重要的因素。

临床表现

　　心绞痛是由于冠状动脉供血不足，导致心肌因急剧、暂时性的缺血、缺氧所致的临床综合征，常发生于劳累或情绪激动（如焦急、愤怒、狂喜等）时。此外，饱餐、便秘、受寒、吸烟、心动过速或过缓、血压过高或过低等也可诱发。典型的心绞痛表现为阵发性的胸骨中上部的压榨性疼痛。感觉上不是一种真正的疼痛感，往往是一种紧缩感、压迫感、发闷感或烧灼感，伴有窒息或濒死的恐惧感。疼痛范围约为手掌大小，并可放射至左肩、左臂内侧，达左手小指和环指（无名指）。持续时间为3～5分钟，在服用硝酸甘油后可迅速缓解。不典型的心绞痛表现多样，有的患者仅出现心悸、胸闷、气短等心前区不适感，有的则以放射部位的疼痛感为主要表现，如牙痛、咽痛、下颌痛、上腹痛等。

中医疗法

按摩疗法

按摩穴位	屋翳	按摩手法	按揉
按摩时间	1分钟	按摩力度	轻

按摩穴位	心俞	按摩手法	一指禅推法
按摩时间	2分钟	按摩力度	适度

贴敷疗法

对症取穴

心俞

心俞

在背部，第5胸椎棘突下，后正中线旁开1.5寸。

材料

丹参、三七、檀香、乳香、没药、桃仁、红花、王不留行、血竭、郁香、莪术、冰片各适量。

贴敷方法

把上述材料研成细末，调成膏状，贴敷于心俞，7天更换1次。

预防疗法

心绞痛吃硝酸甘油，按内关、膻中

如果是心绞痛发作，马上吃点硝酸甘油，就可以达到迅速扩张冠状血管，改善供血的目的。

倘若手上一时没有这些药，那么也可以采取紧急按压内关、膻中穴的方法。

按摩这两个穴位能够起到扩张血管、增加冠状动脉供血的效果。

即使有药物服用，在服药的同时按摩这两个穴位，也会有加快起效的作用，值得使用。

不过要强调的是，倘若吃硝酸甘油、按摩穴位10分钟后仍然没有效果，那就一定要想到出现心肌梗死、冠状动脉梗死的可能性。这时候唯一的方法就是尽快往医院里赶，越早到达医院，就越有可能使用溶栓治疗，这个治疗能够将梗死处直接溶解，马上就可能使断流的心脏重新恢复供血供氧。

冠心病治心也得治胃肠

冠心病的根源在于动脉硬化，所以预防动脉硬化，能够有效预防冠心病。值得一提的是下面几个穴位：膻中、内关、中脘、天枢。

膻中、内关是针对心脏的，而中脘、天枢则是针对胃肠系统的。

膻中穴是针灸学中八会穴之一，是"气会"，也就是人体的真气汇聚之处，同时这个穴位还是心包的募穴。募穴是什么意思？就是指脏器的真气输注的地方。

脏器的真气在人体前部输注的穴位叫作募穴，而在人体背部输注的穴位就叫作腧穴。比如心包的募穴在前面，是膻中，而腧穴是厥阴俞，在背部，第4胸椎旁开1.5寸的地方。

内关穴是手厥阴心包经的络穴，乃人体八脉交会穴之一。古语云"心胸内关谋"，又云"胸中之病内关担"，这些古语都说明了内关穴是治疗心脏病的重要穴位。

膻中、内关能够治疗冠心病是有科学根据的，这两个穴位处的神经都是从第6颈~第2胸脊神经节里发出来的，同时，心脏处的神经也恰好是从第6颈~第7胸脊神经节处发出的，这样，膻中、内关就与心脏有了相通的联系之处：第6颈~第2胸脊神经节。

脑卒中

脑卒中又称脑中风，是一种突然发作的脑部血液循环障碍性疾病。引发脑卒中的危险因素有很多，如年龄、吸烟、气候、高血脂、高血压、低血压、肥胖症、冠心病、糖尿病、情绪剧烈波动等。

临床表现

临床表现为突然晕倒、不省人事，口眼歪斜、言语不利、半身不遂等，或无昏倒仅以口歪、半身不遂为主症。在临床上，脑卒中可分为缺血性脑卒中和出血性脑卒中。缺血性脑卒中常在睡眠或安静状态下发病，有发病快、症状消失快、易反复发作的特点。在发病过程中，多无意识障碍。出血性脑卒中多在高血压、高血脂或糖尿病等疾病的基础上，因气候骤变或情绪激动、用力排便等因素的刺激，使血压骤然升高，导致脑血管破裂而突然起病。它常发生于患者清醒时，多数患者起病急骤，无前驱症状，临床表现为头痛、恶心、呕吐、昏迷、偏瘫、语言障碍等症状，并可出现不同程度的后遗症，如口眼歪斜、口语不清、反应迟钝、一侧肢体瘫痪、手指伸屈困难、走路呈画圈步态等。

● 日常保健

◎康复训练。通过康复训练，可防止患者瘫痪肢体挛缩，促进瘫痪肢体的功能恢复，预防并发症的发生，还能改善患者的精神状态，这无疑对患者是有益的。但在康复训练中家属及患者要注意以下四点：①康复训练开始得越早，功能恢复的可能性越大。一般而言，缺血性脑卒中患者只要神志清楚，生命体征稳定，48小时后即可进行康复治疗，脑出血患者可推迟至7～10天。②康复训练一定要在医生的指导下进行。③家属帮助患者被动活动（如进行翻身、起坐、站立等）时，要注意动作不要过猛、过快、过大，以免造成关节损伤。④康复训练一定要循序渐进，持之以恒。

中医疗法

以体表拇指循经推拿，其中以阳明经上施加手法为主，采用捏拿、提捏、揉法及局部点穴促进肌肉放松，缓解痉挛。同时身强肢硬的患者可根据不同神经节段的支配对夹脊穴加以推揉，持续操作20~30分钟，每日1次，每10次为1疗程，具体疗程视病情而定，并配合肢体康复训练。

上肢训练：做肩关节前屈、外展、外旋运动；肘关节伸展、前臂旋后运动；腕关节背伸、桡侧偏及尺侧偏训练，手指屈伸等练习。

下肢训练：髋、膝、踝关节的屈伸训练及体位平衡训练。若患者不能独立完成某项训练时则给予助力运动，每次治疗时间持续15分钟，每日1次。

急性脑卒中肢体功能障碍的治疗是一个长期的过程，强调早期、积极的态度是必要的，也是必需的。推拿手法介入脑卒中早期康复也应在患者病情稳定、生命体征平稳、无严重并发症时进行，此时进行推拿治疗安全系数较高。但在进行推拿治疗时应注意根据患者病情变化及时调整治疗方案，按照患者年龄、病情轻重、辨证分型等确定个性化方案。

承泣
下关
地仓
人迎
乳根
天枢
足三里
丰隆
内庭
厉兑

第四节 内分泌系统疾病的疗法

甲状腺功能亢进症

甲状腺功能亢进症（简称甲亢）是由于甲状腺激素分泌过多，造成以神经、循环及消化等系统的兴奋性增高和代谢亢进为主要表现的临床综合征。目前，其病因仍不明确，但多数患者都存在一定的诱发因素，如精神刺激、严重感染、过度劳累及创伤等。

临床表现

在临床上，患者可出现疲乏无力、多食易饥、体重下降、怕热多汗、心悸气短、失眠健忘、眼球突出、多言多动、焦躁易怒、思想不集中、大便次数增多、女性月经紊乱、男性性欲减退或性欲亢进等症状。还有部分患者仅表现为精神抑郁、表情淡漠、反应迟钝、食欲不振、皮肤干冷等，临床上将之称为淡漠型甲亢。随着病情的发展，患者还可出现一系列的并发症，如心脏病、高血压、糖尿病、肢体麻痹等，重者可导致甲亢危象，抢救不及时会危及生命。

疾病鉴别

甲状腺功能亢进症应与心肌炎、慢性结肠炎、眼眶内肿瘤、神经官能症、单纯性甲状腺肿大、亚急性甲状腺炎、自身免疫性甲状腺炎等疾病相鉴别。

中医疗法

甲亢发病与肝、脾、肾三脏关系密切，针灸治疗多在肝、脾、肾三条经络及其相关经络而取穴，常用穴位为阿是穴、内关、神门、合谷、太冲、足三里、阳陵泉、三阴交、太溪、照海、肝俞、脾俞、肾俞、太阳、曲泽、委中、膈俞、阴陵泉等，每次选8~10个穴位针刺。

●温馨提示

　　局部用毫针点刺上、下、左、右各四针，对消除甲状腺肿十分有效，但有一定的危险性，因为甲状腺组织血管神经丰富，手法一定要娴熟、轻柔，避免损伤神经血管，出针时要用棉签压迫几分钟。阿是穴不留针，其他穴位留针20分钟。

　　对惧针刺的患者，教患者做穴位按摩也有一定疗效，内关透外关、合谷透劳宫、三阴交透悬钟、太溪透昆仑、太冲透涌泉，要求每天做1个小时以上才有效果。

痛风

痛风是嘌呤代谢紊乱所致的一种疾病，临床上以高尿酸血症以及由此引起的急性痛风性关节炎反复发作、痛风石沉积、痛风石性慢性关节炎和关节畸形为主要表现。引发痛风的危险因素有很多，如年龄、遗传、肥胖、高血压、高血脂、冠心病、糖尿病、不良的生活方式等。

临床表现

急性痛风性关节炎是痛风最常见的首发症状，开始时常侵犯单一关节，以拇指关节最为常见，其次为足弓、踝、膝、腕、指、肘等关节。患者常在半夜因关节疼痛而惊醒，在数小时后发展至高峰，关节周围出现明显的红、肿、热、痛，还可伴有头痛、发热、白细胞增高、红细胞沉降率增快等反应。但是，即使不治疗，关节疼痛也可在数天或数周后缓解，关节功能也能恢复正常。受累关节处的皮肤表面可出现脱屑和瘙痒。患者要注意的是，这绝不是说痛风可不治而愈，只是说关节的炎症已消除，而尿酸的沉积还在继续。

随着病情的发展，尿酸结晶不断沉积，慢慢地就会形成痛风石。痛风石小的可如芝麻，大的可如鸡蛋，常出现在耳郭，也可见于跖趾、踝、膝、指、腕、肘关节等处。其表面的皮肤紧绷、光亮而菲薄，一旦摩擦、受压、受冻或创伤等可发生溃疡。所形成的溃疡不易愈合，在溃疡处可见有类似于白垩或面糊状的白色结晶，这就是尿酸结晶。痛风石形成之后，经过10～20年演变，关节会出现永久性的损害，甚至导致关节的畸形。但是，如果早期能有效治疗，可改变本病的自然发展规律，无本期表现。若任其发展，患者则会出现肾结石、糖尿病、高血压、高血脂、冠心病、尿毒症、脑卒中等并发症。

中医疗法

按摩疗法

对症按摩

方法一 点按大椎、风池、肾俞，揉拿手、足三阴经，点按手三里、肩贞、合谷等穴位，适用于痛风各证。

方法二 按揉足临泣、地五会等穴位和足部关节至踝关节，适用于痛风偏下肢症状者。

方法三 点揉手背侧、合谷、阳溪、阳池以及手部小关节至腕关节，适用于痛风偏上肢症状者。

阳溪
腕背横纹桡侧，拇指向上跷起时，拇指伸肌腱与拇长伸肌腱之间的凹陷中。

阳池
手腕部位，即腕背横纹上，前对中指、无名指指缝。或在腕背横纹上，指伸肌腱的尺侧缘凹陷处。

合谷
手背第1、2掌骨间，第2掌骨桡侧的中点处。

刮痧疗法

对症取穴
大椎、天柱至肩井穴，天柱至膏肓、神堂等经络穴位

时间	运板	次数
30分钟	推刮法	50次

肩井
人体的肩上，大椎与肩峰端连线的中点。

大椎

止痛疗法

迅速止痛靠"秋水仙碱"

痛风发作的时候要迅速止痛并不困难，因为有一种叫作"秋水仙碱"的特效药。这个药的原理是这样的：尿酸钠盐在关节处沉积时，局部的细胞会释放出一种叫作"白细胞介素–1"的物质，其作用是把更多的白细胞给"呼唤"过来，造成局部白细胞"人山人海"，从而导致剧烈的炎症。而秋水仙碱可以抑制"白细胞介素–1"的产生。

穴位治疗及其原理

除了药物，穴位治疗也是可选之策，但要注意一般采用针刺。

▶ 阻止疼痛信号的上传

左脚、右脚神经感受器感觉到的刺激信号，都会通过脊髓等神经通路上传到大脑，从而使大脑产生感到疼痛的信号。左右两股信号之间是会产生"竞争"的，也就是说，谁的信号强，谁就更容易传到大脑处被大脑所感知。因此，当左脚痛时，大力刺激右脚，右脚的信号就会盖过左脚，使疼痛的感觉明显减轻。此外，按压右脚的穴位，还会使大脑释放出内啡肽这类镇痛物质，同样能使疼痛减轻。

▶ 消炎

按压另一边的穴位，还能够使人体释放出内源性的激素，激素有一定的控制炎症的效果。

●日常保健

◎多喝水。痛风的时候还有一个很重要的治疗措施：多喝水。多喝水的好处是能够稀释血中的尿酸钠盐浓度，这样可以使原先沉积在关节处的尿酸钠盐又重新溶解。

糖尿病

糖尿病是在遗传、肥胖、体力活动减少、长期情绪紧张、饮食结构不合理等一种或多种因素的长期作用下，体内胰岛素的分泌绝对或相对不足，引起糖、脂肪、蛋白质代谢紊乱，血糖浓度失控的一种内分泌性疾病。

临床表现

糖尿病的典型症状有多饮、多尿、多食和体重减轻。但很多患者会出现疲乏无力、出汗异常、视力下降、视物不清、外阴瘙痒、皮肤瘙痒干燥、四肢酸痛麻木、伤口愈合缓慢、男性性功能减退、女性月经不调等非典型症状，而这些症状很容易同其他疾病相混淆，以致耽误了最佳治疗的时机。

糖尿病作为一种慢性疾病并不可怕，可怕的是糖尿病所导致的并发症，而这正是导致糖尿病致死率和致残率增高的最主要的原因。糖尿病并发症可分为急性并发症和慢性并发症。急性并发症有糖尿病酮症酸中毒、非酮症性高渗性昏迷、糖尿病乳酸酸中毒、低血糖昏迷等。慢性并发症主要有高血压、高脂血症、冠心病、脑血管病、骨质疏松、神经病变、下肢血管病变、糖尿病性肾病、视网膜病变等。

疾病鉴别

糖尿病应与脑出血、脑肿瘤、脑外伤、颅骨骨折、慢性肾炎、肾病综合征、甲状腺功能亢进症、肾上腺皮质激素亢进等疾病相鉴别。

中医疗法

按摩疗法

按摩穴位	中脘	按摩手法	一指禅推法
按摩时间	1分钟	按摩力度	适度

按摩穴位	关元	按摩手法	一指禅推法
按摩时间	1分钟	按摩力度	重

刮痧疗法

对症取穴

背部：大椎、肺俞、肝俞、脾俞、肾俞、命门
胸腹部：中脘、关元
上肢部：鱼际、太渊
下肢部：三阴交、太溪、太冲

时间	运板	次数
30分钟	推刮法	50次

关元

位于下腹部，前正中线上，脐中下3寸。

中脘

前正中线上，脐中上4寸。

预防疗法

由于健康意识的提高和医学的发展，糖尿病多在早期就已经被诊断出来了。治疗糖尿病除了服药以外，还需改善饮食和生活习惯。

▶ **饮食疗法**

一定要低糖、低脂饮食。

少吃点糖，这很好理解，为什么还要求低脂呢？

科学研究发现，高脂肪可能会对胰岛细胞直接产生毒害，所以少吃些脂肪，有利于病情的控制。

脂肪和糖，进入到人体后都会转化为热量，2型糖尿病患者本身就有胰岛素抵抗，也就是说细胞已经抗拒热量的接收了，既然如此，减少热量的摄入就是理所当然的解决之道。

少吃点糖，可以减少热量摄入；少吃些脂肪，同样可以减少热量摄入。

所以糖尿病患者要坚持低脂饮食也就很好理解了。

▶ **体育锻炼**

体育锻炼可不能"三天打鱼，两天晒网"，而是应该每天进行，每天至少运动15分钟。运动的方式可以五花八门，尊重个人喜好，但一定要达到出汗的程度，否则效果只会大打折扣。

糖尿病一定要早期发现，长期治疗，生活规律，并重视饮食控制。下面给大家介绍几个辅助治疗糖尿病的穴位，坚持按摩并配合口服降糖药物，有利于平稳控制血糖。

然谷穴——降血糖。

然谷是肾经气血流经的部位。它的位置在足内侧，先找到足内踝尖前下方一块隆起的骨头，这块骨头的下方就是然谷。每晚洗完脚后用拇指用力点揉然谷，直到有明显的酸胀感为止，坚持每天按揉可以起到很好的降糖作用。

鱼际穴——缓解烦渴。

上消跟肺阴不足、肺热有关。鱼际属手太阴肺经穴，位于第1掌骨中点桡侧，赤白肉际处，掐鱼际可清肺热、利咽喉。

内庭穴——控制食欲。

内庭位于足背第2、3趾间缝纹端。用食指和拇指放在脚面和脚底，上下对掐揉内庭，可清胃泻火、控制食欲，治疗口气重、便秘、打呼噜、磨牙、胃火牙痛等。

关元穴——缓解尿多。

双手搓热后快速按摩关元可滋补肾阴、培元固本、补益下焦。关元位于腹部正中线脐下3寸，即4横指处。

月经失调

月经失调，也称月经不调，是指月经的周期、持续时间、量出现异常的一类疾病。包括月经先期、月经后期、月经无定期、经期延长、月经过多、月经过少、闭经、痛经等。

月经过多

月经过多，常表现为经期大量出血。但是，有的患者在每次行经的时候，出血量并不是很多，但经期却很长，或者出现不规则的多次出血，造成出血总量增多，这些情况都属于月经过多。

病理因素：月经过多见于盆腔炎、宫颈炎、宫颈癌、子宫肌瘤、慢性子宫内膜炎、子宫内膜异位症等妇科疾病。此外，血友病、血小板减少性紫癜、再生障碍性贫血等疾病会累及凝血功能而致月经过多。

其他因素：经期剧烈运动，或食用辛辣食物，或用力捶打腰背，会增加盆腔充血，可导致月经过多；经期劳累过度，可导致月经过多；分娩后或流产后的第一次月经量可能偏多；经期使用某些药物（如激素、抗凝血药物等）会造成月经过多；置环后可能引起月经过多；异位妊娠（宫外孕）、葡萄胎等异常妊娠会引起月经过多。

月经过少和闭经

　　月经过少是指月经的周期正常，但每次月经的持续时间少于3天，经血量不超过20毫升。闭经是指月经闭止不行，分为原发性闭经和继发性闭经。原发性闭经是指年过18周岁仍无月经来潮，多由内、外生殖器异常（如处女膜闭锁、先天性无子宫、先天性无卵巢、卵巢发育不良等）引起。继发性闭经是指既往有过正常月经，但因某种原因月经停止6个月以上者。引起月经过少和闭经的原因很多。如宫腔炎症、子宫内膜结核、多次刮宫后可致子宫内膜受损而引起月经减少，甚至闭经；肺结核、慢性肝炎、严重贫血、肾衰竭、甲状腺功能亢进症等病症会导致内分泌功能失调，月经量常随着病情的加重而减少；垂体肿瘤、空蝶鞍综合征可影响促性腺激素的分泌而致闭经；营养不良、过度节食减肥可致雌激素合成障碍而出现月经减少，甚至闭经；心情抑郁、过度悲伤、经期过食生冷之物后可致下丘脑功能失调而引起月经减少，甚至闭经。

痛经

在临床上，我们常将痛经分为原发性痛经和继发性痛经。原发性痛经是指生殖器官无病变而出现的痛经，多见于青春期少女、未婚及已婚未育者。其病因目前尚未完全明了，可能与精神紧张、子宫痉挛、经血不畅、经期受寒等因素有关。疼痛常发生于下腹部，表现为胀痛、隐痛、坠痛、绞痛等，有时可放射到上腹、腰背、会阴、大腿等处。痛经常于月经前1～2天或来潮后第1天开始，一般持续0.5～2小时，后转为阵发性疼痛，一般在12～24小时后消失，有的可持续2～3天。此外，患者还可出现腰酸、头痛、胃痛、头晕、乳胀、便秘、腹泻、尿频、失眠等症状，严重者可出现恶心、呕吐、面色苍白、手足冰冷等症状，甚至发生晕厥。继发性痛经是由生殖器官病变引起的，如盆腔炎、子宫内膜异位症、子宫内膜下肌瘤等，这种情况只要祛除原发疾病，痛经也就消除了。

● 日常保健 ──

◎注意经期保暖。若经期受寒会影响盆腔的血液循环，进而引起痛经或月经量减少。而且，在行经期间，女性身体的抵抗力也会降低，受凉后容易感染疾病。因此，女性在经期必须注意保暖。比如，不要用冷水洗头、洗澡和洗脚；避免淋雨、涉水作业；不要坐在潮湿阴凉之处以及空调、电扇的风口；小腹部受凉时，可用热水袋敷于腹部。

◎经期避免盆浴。在月经期间，子宫内膜脱落，宫腔留有创面，而且子宫口又处于微开状态，这时盆浴易使污水及阴道中的病原菌经宫颈管上行至宫腔而引起感染，所以这一期间要禁止盆浴。

◎禁止经期性生活。经期过性生活，不但会使月经量增多，经期延长，而且病原菌也会趁机进入生殖道，容易造成生殖器官的炎症。

中医疗法

按摩疗法

按摩穴位	气海	按摩手法	摩法
按摩时间	2分钟	按摩力度	适度

按摩穴位	三阴交	按摩手法	指压
按摩时间	3分钟	按摩力度	适度

刮痧疗法

对症取穴

背部: 肝俞、脾俞
腹部: 天枢、归来
下肢部: 太冲

时间	运板	次数
25分钟	面刮法	40次

天枢
● 横平脐中，距脐中2寸处。

归来 ●
位于下腹部，脐中下
4寸，距前正中线2寸。

太冲 ●
脚背部第1、2跖骨
接合部前方凹陷处。

子宫肌瘤

　　子宫肌瘤是一种常见的妇科良性肿瘤，多见于40～50岁的人群。其确切病因不明，目前认为与体内雌激素水平过高有关。子宫壁从内向外可分为黏膜层、肌层、浆膜层，根据这一构造，可将子宫肌瘤分为肌壁间肌瘤、黏膜下肌瘤、浆膜下肌瘤。

临床表现

　　本病的临床表现主要取决于肌瘤的大小和所处的位置。若子宫肌瘤很小，一般不会产生症状；肌壁间肌瘤可致月经过多、经期延长或缩短；黏膜下肌瘤可引起月经过多、经期延长；若肌瘤压迫膀胱、尿道或直肠，可致尿频、排尿困难、尿潴留或便秘等症状；若肌瘤压迫输尿管，可引起肾盂积水、肾盂肾炎；若肌瘤压迫盆腔的血管及淋巴管，可引起下肢水肿；若肌瘤发生退行性变，或浆膜下肌瘤出现扭转时，可引起剧烈腹痛；若子宫肌瘤改变了宫腔的形态，或由于肌瘤阻碍受精卵着床，或由于子宫肌瘤并发卵巢功能失调时，则可造成不孕。

疾病鉴别

　　子宫肌瘤应与卵巢囊肿、子宫肉瘤、宫颈癌、子宫肥大症、子宫腺肌病、子宫内膜异位症、盆腔炎性肿块、慢性子宫内翻等疾病相鉴别。

中医疗法

按摩疗法

横骨

位于下腹部，脐中下5寸，前正中线旁开0.5寸。

按摩穴位	横骨	按摩手法	按揉
按摩时间	1分钟	按摩力度	适度

其他疗法

1.如果妇女在妊娠期间，子宫肌瘤不超过3个月，并且没有明显症状，可以不必治疗，但须定期检查。

2.如果妇女在妊娠期间，子宫肌瘤发现时间长于3个月，临床症状显著，严重影响到患者健康时，需要进行手术切除。

3.月经过多时，可服中药进行治疗。

子宫肌瘤

乳腺增生

乳腺增生是指乳腺组织的增生性改变。在正常情况下，女性在每个月经周期里，乳房中的腺泡、腺管和纤维组织都要经历一次增生和复原的过程，这是一种正常的生理变化，在增生期有些人可能出现乳房胀痛，或触到乳腺有些增厚，特别是在经前期更为明显，但在经期过后上述现象就可自行消退。这种生理性的乳腺增生大多可自愈，有的是在妊娠、哺乳后症状可完全消失，有的则在绝经后自愈。但是，当机体在某些因素的作用下（如工作过于紧张、高龄未婚、多次人流、不愿生育、产后不哺乳、滥用避孕药等），就会导致乳房本来应该复原的增生组织得不到复原或复原不全，久而久之形成病理性的乳腺增生。

临床表现

乳腺增生主要表现为乳房疼痛、乳房肿块及乳头溢液等。乳房疼痛常于月经前数天出现或加重，表现为一侧或双侧乳房的胀痛、刺痛或刀割样疼痛，有时疼痛可向前胸、侧胸和腋下放射，直到月经来潮后，疼痛可逐渐减轻或消失。少数患者会出现无周期性的乳房持续性疼痛，有时连衣服摩擦、胸罩压迫都会引起剧痛，尤其在上肢用力后更加明显。乳房肿块也有随着月经周期而变化的特点，月经期前肿块增大、变硬，月经来潮后肿块缩小、变软。肿块好发于乳房外上象限，呈片块状、结节状、条索状等，质地中等或稍硬，活动性好，与周围组织无粘连。少数患者可出现乳头溢液，多呈淡黄色或淡乳白色，也有部分患者经挤压乳头，可见乳头溢液。

中医疗法

按摩疗法

按摩穴位	肩井	按摩手法	拿法
按摩时间	3分钟	按摩力度	适度

按摩穴位	天宗	按摩手法	点按
按摩时间	2分钟	按摩力度	适度

耳压疗法

将中药王不留行籽用胶布贴在耳穴的相对应位置，每日按揉数次。

对症取穴

内分泌、皮质下、肾上腺、神门

◎选择合适的文胸。①文胸以柔软、透气好、吸湿性强的棉制品为好。②文胸一定要以合体、舒适（即紧裹乳房，但不感到压迫，也不觉得松弛）为原则。③文胸的吊带要略宽一些，使它能够更好地分担乳房的重量，穿戴时不要束缚过紧。④睡觉时要解去文胸，使乳房和胸背部肌肉得到放松，以利于局部的血液循环。

◎保持良好的生活方式，从根本上阻止病情的进一步发展。如调整生活节奏，减轻各种压力，调整心理状态；生活要有规律，劳逸结合；保持性生活和谐；饮食应定时定量，并坚持低脂饮食；养成不嗜烟酒、适量运动的良好习惯。

◎慎用雌激素类药品或保健品（如蜂胶等）。服用雌激素类药品或保健品的确能延长女性的"青春期"，但是雌激素的作用时间过长，就会增加乳腺导管上皮细胞的异常增生，甚至会增加乳腺癌变的危险性。

慢性前列腺炎

　　慢性前列腺炎好发于20～40岁的男性青壮年。其病因目前仍不明确，一般认为大多数患者未曾经历过明确的急性阶段，少数由急性前列腺炎未能彻底治愈而迁延所致。此外，前列腺充血、下尿路梗阻、会阴及尿道损伤、邻近器官的炎症病变波及前列腺及全身抵抗力下降也是造成慢性前列腺炎的原因。

临床表现

　　慢性前列腺炎的症状复杂多样，有的患者表现为会阴、睾丸、阴茎、肛周、小腹、腹股沟、腰骶部、大腿内侧的疼痛感，有时可放射至肩背部和上腹部。但多数患者的疼痛感并不剧烈，部分患者仅表现为不适感。有的患者可出现尿频、尿急、尿细、尿痛、排尿滴沥不清等症状。大便后尿道口有少许白色分泌物溢出，少数患者在晨起时发现尿道口有黏液、黏丝或脓性分泌物附着。有的患者会出现早泄、遗精、阳痿或性欲减退等症状，部分患者表现为射精痛和血精。有的患者会出现失眠、多梦、乏力、头晕、情绪低落、记忆力减退等症状。需要说明的是，慢性前列腺炎的症状虽多，但不是每个患者都存在所有的典型症状，一般以某方面症状为主，兼有其他一两项症状。此外，症状轻重常与患者的精神状态有关，如患者情绪抑郁、思想负担较重则会加重上述症状。

中医疗法

按摩疗法

按摩穴位	中封	按摩手法	指压
按摩时间	3分钟	按摩力度	适度

按摩穴位	水泉	按摩手法	指压
按摩时间	2分钟	按摩力度	适度

刮痧疗法

对症取穴

腰背部：肾俞、膀胱俞
腹部：水道、归来
下肢部：复溜、太溪

时间	运板	次数
30分钟	简刮法	50次

膀胱俞

骶正中嵴旁开1.5寸，横平第2骶后孔。

前列腺增生

前列腺增生的病因尚不十分清楚，可能与性激素失调有关。

前列腺增生的早期症状多表现为尿意频繁、夜尿增多、排尿迟缓、有尿不尽之感。随着病情的发展，患者会出现排尿费力、尿线变细、射程变短、尿后滴沥、排尿时间延长等症状。严重者可出现尿潴留或尿失禁。若并发尿路感染，可出现尿频、尿急、尿痛等，甚至出现血尿。前列腺增生晚期可累及肾而导致肾积水或肾功能不全。

日常保健

◎忌辛辣刺激食物和酒类。虽然辛辣刺激食物和酒类不是导致前列腺疾病的直接因素，但它们对前列腺的确有刺激作用，可引起前列腺充血，加重排尿不畅，甚至可引起急性尿潴留，所以患者要忌食这类食物。

◎性生活与前列腺疾病。不少患者担心性生活时会将病原体传染给配偶，或者加重前列腺疾病，其实，这种想法是错误的。性生活时，射精会使前列腺液排入尿道，使前列腺肿胀的程度得到减轻，而长时间拒绝性生活，前列腺液就会积聚在前列腺内，这为病原体的生长繁殖提供了良好的环境和媒介。因此，从这个角度来讲，性生活有利于前列腺的健康。但患者应注意以下三点：①避免性生活过频，性交被迫中断，或过多手淫等行为。②对于由淋球菌、大肠埃希菌等致病菌感染所致的慢性前列腺炎，其发病期具有一定的传染性，此时过性生活时应用避孕套或经治疗后再进行性生活。③若反复出现性交痛或射精痛，这时应禁止性生活，等到症状缓解后再予以恢复。

中医疗法

刮痧疗法

对症取穴

背部：肾俞、膀胱俞
腹部：气海、中极
下肢部：三阴交、太溪

时间	运板	次数
20分钟	平刮法	40次

贴敷疗法

对症取穴

神阙

材料

　　大蒜瓣3枚，栀子3枚，芒硝3克。

贴敷方法

　　把栀子研磨成粉，加入大蒜瓣和芒硝捣烂成泥状。把药泥涂于患者肚脐中，用胶布贴紧，小便后去药。

气海

　　前正中线上，脐中下1.5寸。

中极

　　位于下腹部，前正中线上，脐中下4寸。

神阙

在肚脐正中取穴即可。

第五节　骨骼系统疾病的疗法

风湿性关节炎

风湿性关节炎是一种与A组乙型溶血性链球菌感染有关的变态反应性疾病。本病以成人较为多见，受累关节以大关节为主。开始时常侵犯膝关节和踝关节，其次为肩、肘和腕关节，而手、足小关节受累者极为少见。

临床表现

风湿性关节炎在急性发作期间，受累关节处可出现明显的红、肿、热、痛和活动受限，还可伴有发热、咽痛、心慌、红细胞沉降率增快等表现。急性期过后，关节功能可恢复，不会遗留关节强直或畸形。若转为慢性，受累关节多呈现酸痛，或表现为游走性窜痛。在受寒、受潮或上呼吸道感染后，关节疼痛可加重。需要特别说明的是，风湿性关节炎如治疗不及时，反复发作，最终可累及心脏，导致风湿性心脏病的发生。

中医疗法

治疗风湿性关节炎的中药，按其主要功用分以下几类。

（1）疏散风邪：独活、羌活、防风。

独活　　　　　　　　羌活　　　　　　　　防风

（2）温经散寒：熟附子、川乌、桂枝、细辛。

熟附子　　　　川乌　　　　桂枝　　　　细辛

（3）除湿蠲痹：薏苡仁、防己、苍术、萆薢、蚕沙、木瓜、茯苓、猪苓、泽泻、滑石。

薏苡仁　　　防己　　　苍术　　　萆薢　　　蚕沙

木瓜　　　茯苓　　　猪苓　　　泽泻　　　滑石

（4）清热通痹：知母、黄柏、石膏、金银花、连翘、板蓝根、忍冬藤、牡丹皮。

知母 黄柏 石膏 金银花

连翘 板蓝根 忍冬藤 牡丹皮

（5）通经活络：豨莶草、络石藤、忍冬藤、秦艽、松节、海风藤、千年健、透骨草、鸡血藤、穿山龙。

豨莶草 络石藤 忍冬藤 秦艽 松节

海风藤 千年健 透骨草 鸡血藤 穿山龙

（6）搜风剔络：全蝎、蜈蚣、地龙、蕲蛇、乌梢蛇、土元、僵蚕、蜂房。

（7）活血化瘀：桃仁、红花、当归尾、赤芍、乳香、没药、五灵脂。

（8）化痰散结：半夏、茯苓、陈皮、制南星、白芥子、象贝。

（9）益气养血：黄芪、党参、当归、白芍、熟地黄、鸡血藤。

（10）补肾壮骨：熟地黄、补骨脂、骨碎补、淫羊藿、续断、杜仲、桑寄生、牛膝、鹿茸、山萸肉、女贞子、旱莲草。

食物疗法

❶食物在给人体提供营养的同时，如果烹饪得当，能起到治疗疾病的作用，即食疗作用。凡用于食疗的食物，一般不应采用炸、烤、熬、爆等烹饪方法，以防止其有效成分过多地被破坏，或使其性质发生改变而失去食物对疾病应有的作用。食疗食物应该采用蒸、炖、煮、煲汤等方法。进行食疗应少量多餐，细水长流，不可一次食用过多，以免损伤脾胃功能。

❷风湿活跃，关节红肿热痛时，要忌吃辛热燥火的姜、辣椒、葱、羊肉之类的食物。风湿性关节炎在临床治疗过程中，辨证施食，风寒湿痹应祛风除湿、温经通络，多食如黑豆、胡椒、黄鳝、蛇肉等，慎食滋腻碍湿食物如猪脂、蟹肉等。

❸湿热痹者应食有助于清热除湿宣痹的食物，如豆芽、赤小豆、莲子、平菇、冬瓜、丝瓜、薏苡仁、绿豆等；忌食辛辣温燥之品，如葱、姜、胡椒、羊肉等。

类风湿关节炎

类风湿关节炎是以关节滑膜炎为特征的慢性全身性炎性疾病，它属于自身免疫性疾病。若滑膜炎反复发作，就会使骨和关节软骨的结构遭到破坏，关节的功能也会出现障碍，甚至造成残疾。受寒、受潮、疲劳、外伤、感染、营养不良等因素虽为本病常见的诱发因素，但部分患者在发病时无明显诱因可查。

临床表现

类风湿关节炎主要表现为对称性小关节炎，以手、腕、足等关节最常受累，其次为肘、肩、踝、膝、颈、髋等关节。初发时患者常出现低热、疲倦乏力、体重减轻、食欲不振和手足麻木、刺痛等前驱症状，持续几周到几个月不等，继而出现1～2个关节的疼痛和僵硬，僵硬在晨间较为明显，可持续几小时，接着出现关节的肿大和疼痛，常从四肢远端小关节开始，以后逐步累及大关节。病痛多呈游走性，常是一对关节炎症尚未完全缓解，而另一对关节又开始出现症状，并且反复发作。随着病情的发展，部分患者会出现关节以外的表现，如心包炎、心肌炎、肺纤维化、胸膜炎、脾大、巩膜炎、虹膜炎、脉络膜炎等。

疾病鉴别

类风湿关节炎应与痛风、硬皮病、皮肌炎、增生性骨关节炎、风湿性关节炎、结核性关节炎、强直性脊椎炎、银屑病关节炎、系统性红斑狼疮等疾病相鉴别。

中医疗法

以下介绍风证、寒证、湿证的中医疗法。

一、风证

症状

肢体关节疼痛，游走不定，发病初期肢节亦红亦肿，屈伸不利，或恶风，或恶寒。

治法

选穴　膈俞、血海。

膈俞

血海

定位　膈俞：在背部，第7胸椎棘突下，后正中线旁开1.5寸。由平双肩胛骨下角之椎骨（第7胸椎），其棘突下缘旁开约2横指（食、中指）处为取穴部位。

血海：屈膝，在大腿内侧，髌底内侧端上2寸，股内侧肌的隆起处。坐位，屈膝成90°，医者立于患者对面，用左手掌心对准右髌骨中央，手掌伏于其膝盖上，拇指指尖所指处为取穴部位。

疗法

单纯拔罐法。各穴拔罐后留罐10分钟，每日1次，5次为1疗程。

二、寒证

肢体关节紧痛不移，遇寒痛增，得热痛减，关节屈伸不利，局部皮色不红，触之不热。

治法

选穴　关元、肾俞。

定位　关元：在下腹部，前正中线上，脐中下3寸。

肾俞：在腰部，第2腰椎棘突下，后正中线旁开1.5寸，与肚脐中相对应处，即为第2腰椎，其棘突下缘旁开约2横指（食、中指）处为取穴部位。

疗法

针刺后拔罐。先用毫针刺入，得气后留针10分钟，出针后，再进行拔罐，留罐10分钟，起罐后加温和灸10分钟，以皮肤潮红、人体感觉舒适为度，隔日1次，5次为1疗程。

三、湿证

症状

肢体关节重着、疼痛、肿胀，痛有定处，手足沉重，活动不便，肌肤麻木。

第三章　常见疾病的日常保健

149

治法

选穴　足三里、三阴交。

足三里

三阴交

定位　足三里：在小腿外侧，犊鼻下3寸，距胫骨前缘1横指（中指）。站位，用同侧手张开虎口围住髌骨上外缘，余4指向下，中指尖处为取穴部位。

三阴交：在小腿内侧，足内踝尖上3寸，胫骨内侧缘后方。以手4指并拢，小指下边缘紧靠内踝尖上，食指上缘所在水平线在胫骨后缘的交点为取穴部位。

疗法

单纯拔罐法。各穴拔罐后留罐10分钟，每日1次，5次为1疗程。

颈椎病

颈椎病又称颈椎综合征，是由于颈部受风寒、外伤、老化及劳损（如反复落枕、睡眠姿势不当、长时间处于单一姿势等）等因素的影响，使颈部的椎间盘、关节、韧带等逐渐出现退行性的变化，继而出现颈椎骨质增生、韧带钙化、颈椎间盘突出、颈椎生理曲度改变等病理改变，刺激或压迫了颈神经根、脊髓、椎动脉或颈部的交感神经等组织而出现的一种症状多样的症候群。

临床表现

颈椎病的主要症状是头、颈、肩、手臂酸痛，脖子僵硬，活动受限。颈肩酸痛可放射至头枕部和上肢，有的伴有头晕，重者伴有恶心、呕吐。肩背部有沉重感，上肢无力，手指发麻，肢体皮肤感觉减退，手握物无力。

当颈椎病累及交感神经时，可出现头晕、头痛、视力模糊、两眼发胀发干、两眼张不开、耳鸣、耳堵、平衡失调、心动过速、心慌，有的甚至出现胃肠胀气等症状。有少数人出现大小便失控，性功能障碍，甚至四肢瘫痪。

疾病鉴别

颈椎病需同肩周炎、心绞痛、风湿性关节炎、前斜角肌综合征、胸骨后甲状腺肿、梅尼埃病等疾病相鉴别。

中医疗法

颈椎病在治疗时的原则是行气活血，理筋整复。在使用推拿方法时要注意力度，缓慢柔和，以免动作过大产生其他伤害。

摇颈疗法

患者端坐，推拿者站立在患者身后，用一手扶住患者头顶，另一手托住其下颊，然后左右适度地环转摇动颈部。

一手扶住患者头顶，患者头部保持微微抬起。

拔罐疗法

患者充分暴露背部，先用梅花针重叩穴位，以轻微出血为度，然后再用闪火法将大号火罐吸拔在大椎穴上，留罐10~15分钟。

大椎 在背部，第7颈椎棘突下凹陷中，后正中线上。

152

颈椎病经络按摩操

颈椎病经络按摩操的方法具体如下：

首先以拇指按压两个风池穴，重按3~4下。

然后在最上面的颈夹脊穴到最后一个颈夹脊穴连成的线上，用拇指进行反复滑动，按压5次。

接着重按两个肩中俞穴，每穴按5次。

再重按两个肩井穴，同样是5次。

最后按压两个天宗穴，次数一样。

从中医的角度看，颈椎病经络按摩操能够疏通颈肩部的经络，使气血通畅，解决"不通则痛"的问题，疼痛自然就会消失。

针灸常用的取穴

风池：胸锁乳突肌上端与斜方肌上端之间的凹陷中，平风府穴。

风池

夹脊

夹脊：位于第1胸椎至第5腰椎棘突两侧，后正中线旁开0.5寸处。如何定位退变椎间盘旁的夹脊穴呢？如果能做颈椎的MRI、CT那是最好的；如果没做，一般也容易找到，从上往下，一个个夹脊穴按压，一般来说按压最痛的那个就是退变椎间盘旁的夹脊穴了。

肩中俞：第7颈椎棘突下，后正中线旁开2寸。

肩中俞

肩井：第7颈椎棘突与肩峰端连线的中点。

肩井

天宗：在肩胛部，肩胛冈中点与肩胛骨下角连线上1/3与下2/3凹陷处。

天宗

腰椎间盘突出症

　　腰椎间盘突出症是由于腰椎间盘各部分（髓核、纤维环及软骨板），尤其是髓核，出现不同程度的退行性变化后，在外伤、劳损、长期震动、用力过度、不良体位等因素的作用下，导致纤维环破裂，使髓核从破裂之处突出（或脱出），造成脊神经根、脊髓等相邻组织受到刺激或压迫而产生的症候群。

临床表现

　　本病的典型症状是腰痛及下肢放射性疼痛。腰痛多表现为持续性钝痛，平卧位时减轻，站立时加剧。下肢放射性疼痛常在腰痛减轻或消失后出现。其多起于臀部，沿大腿后外侧、小腿外侧放射至足跟部或足背。疼痛可在某种姿势下或腹压增加（如咳嗽、打喷嚏、用力排便等）时加重。若椎管内的交感神经受到刺激，患者会出现下肢麻木及冷感。下肢麻木多与疼痛伴发，少数患者仅表现为麻木。此外，部分患者还可出现马尾神经症状，虽然临床上较少见，但后果很严重。患者表现为会阴部麻木、刺痛，女性可致尿失禁，男性可致阳痿，重者可出现大小便失禁及双下肢不完全性瘫痪。

疾病鉴别

　　腰椎间盘突出症需同腰椎结核、腰椎管狭窄症、腰椎后关节紊乱、脊膜瘤及马尾神经瘤等疾病相鉴别。

中医疗法

徒手牵引

　　患者仰卧，双髋关节屈曲90°，然后弯曲双肘，双掌托住双髋，尽可能抬高腰椎，保持双腿伸直，头颈部紧贴地面。

悬空牵引

　　患者站在杠下方，双手紧握杠并使双脚离地，身体悬空。

双脚离地——

156

其他疗法

治疗本病要遵循以下几点原则。

（1）减轻椎间盘所受的压力，避免髓核进一步突出。

（2）尽快消除炎症。

（3）使脊柱旁的肌肉尽量松弛，这样有两个好处：一是减轻椎间盘的压力，二是可以改善局部血液循环。

（4）改善局部的血液循环。血液循环好，就意味着局部炎症所产生的各种物质能够尽快被运走，炎症就可以尽快消除。

（5）止痛。

卧床休息

尽量24小时躺在床上。因为只要躺着，腰椎间盘就不会受到压力，髓核就不会再轻易往外突，而且脊柱旁的肌肉会慢慢地放松下来，其结果就是局部的血液循环得到改善。而且一定要睡硬板床。

按摩穴位

本病常用的穴位有以下几个。

大肠俞、腰眼：这两个穴位都在腰椎间盘的附近，按摩它们有一定好处。

大肠俞

腰眼

刺激大肠俞、腰眼产生的内源性激素，也能够抑制腰椎间盘突出后引发的炎症。按摩这两个穴位，能够使人体释放出内啡肽、强腓肽，这些物质均能起到镇痛的作用。

不过这两个穴位都在腰部，按摩需要他人帮忙，如果要自己按摩，则有以下几个穴位。

中脘、天枢：这两个穴位都在肚子上，患者可以平躺在床上自己按摩。按摩的方法是轻轻向下按，反复多次，按得越多越好。

中脘

天枢

按摩这两个穴位的主要作用是释放内源性激素、内源性镇痛物质，起到镇痛效果。疼痛一减轻，脊柱旁的肌肉也会相应地松弛下来，所以还有松弛肌肉、改善腰部血液循环的效果。

除了肚子上的穴位外，也可自行按摩手上的腰痛穴，这个穴位的作用机理与中脘、天枢基本一致，就不再细说了。

第六节　皮肤系统疾病的疗法

痤疮

痤疮是一种毛囊皮脂腺的慢性炎症，好发于颜面、胸背，表现为粉刺、丘疹、脓疱、结节、囊肿等损害。多见于青年男女。

临床表现

初起皮损多为位于毛囊口的粉刺，分白头粉刺和黑头粉刺两种，在发展过程中可产生红色丘疹、脓疱、结节、脓肿、囊肿及瘢痕。皮损好发于颜面部，尤其是前额、颊部、颏部，其次为胸背部、肩部皮脂腺丰富区，对称性分布。偶尔也发生在其他部位。

疾病鉴别

痤疮好发于青少年，应注意和颜面播散性粟粒性狼疮、职业性痤疮、皮脂腺瘤、酒糟鼻等疾病相鉴别。

中医疗法

▶ 取穴

手疗部位	步骤	选穴
手指	第一步	少商
手背、手指	第二步	合谷
	第三步	商阳
手心	第四步	胃肠点

▶ 疗法

胃肠点
推法20次

少商
擦法20次

商阳
擦法20次

合谷
擦法20次

● 日常保健

　　◎不要熬夜，要保证睡眠充足。生活起居不正常或熬夜易使痤疮恶化。应尽量保持心情愉快，避免焦虑烦躁。

　　◎减少对皮肤的刺激。每天以中性肥皂及温水洗脸2～3次，在治疗中不需要买特别的药皂洗脸。情况比较严重时，请依照医生指示使用医院清洁皮肤的药水洗濯患部，此外应减少皮肤刺激。

荨麻疹

荨麻疹俗称"风疹块"，是一种常见的过敏性疾病。根据临床诊断要点可分为寻常荨麻疹、寒冷性荨麻疹、日光性荨麻疹等。现代医学认为进食虾、蛋、奶，吸入花粉、灰尘，寒冷刺激及药物过敏等都可引起荨麻疹。

临床表现

起病快，瘙痒明显，发作后短时间内可自行消退，一天可发作数次。皮损只表现大小、形态不一的风团。若发生在眼睑、口唇等组织松弛部位并表现出特别明显的浮肿，此为血管神经性水肿。当荨麻疹波及胃肠道、呼吸道时有胸闷、气急、腹痛、腹泻的表现，有时腹痛剧烈可误诊为急腹症。喉头水肿还可能会发生窒息。如皮损广泛，颜色特别红，全身症状（发热等）明显者，则可能是药物过敏引起的，应详细询问患者在发作前有无服用药物及其他特殊食物史。本病一般发作1天或数天即愈，亦有反复发作者，经久不愈可转化为慢性荨麻疹。

饮食疗法

荨麻疹患者应多进食鸡蛋、鸡肉、奶制品等，保证供给足量的蛋白质，同时注意补充维生素类食物，如新鲜水果、蔬菜、谷类、动物的肝等。多吃葡萄、海带、番茄、芝麻、黄瓜、胡萝卜、香蕉、绿豆等碱性食物。

中医疗法

▶ 取穴

手疗部位	步骤	选穴
手心、手指	第一步	胃脾大肠区
	第二步	肺穴区
手背	第三步	后溪
	第四步	合谷

▶ 疗法

胃脾大肠区
摩法20次

肺穴区
揉法20次

合谷
揉法20次

后溪
揉法20次

●日常保健

❶得了荨麻疹后，不要抓皮损部位，也不要热敷。

❷含有人工添加剂的食物尽量少吃。

❸患者不要饮用烈性酒、浓茶、咖啡，不吃酸辣刺激性食物，避免高脂、高糖饮食。

湿疹

湿疹是最常见的一种急性或慢性的炎性皮肤病，主要表现为剧烈瘙痒，皮损多形性、对称分布，有渗出倾向，慢性病程，易反复发作等，任何年龄、任何部位都可能发生。湿疹的病因尚不十分清楚，一般认为与过敏或神经功能障碍等多种内外因素有关。

临床表现

阵发性巨痒，洗澡、饮酒、被窝过暖及精神紧张后瘙痒更严重。有时影响睡眠。急性损害多形性，有复发和发展成慢性的倾向；慢性湿疹损害常为局限性，边缘较清楚，皮肤有显著浸润和变厚。

饮食疗法

平时多吃以下一些食物：

1. 韭菜。韭菜内含有维生素B、维生素C、胡萝卜素、蛋白质、纤维素以及钙、铁、磷等微量元素，有解毒祛湿的功效，故韭菜汁外搽可治湿疹。

2. 苦瓜。苦瓜作为常见的一种蔬菜，其实是有很多功效的，因为苦瓜中含有奎宁，具有止痒祛湿和清热解毒的功效，可用于治疗热毒、疖疮、痱子、湿疹等病症。

3. 芹菜。芹菜内也含有大量的微量元素和矿物质，具有利湿、化湿的功效，可有效防治湿疹复发。

4. 番茄。番茄内含有大量的维生素以及苹果酸、柠檬酸，还有大量的矿物质，具有生津止咳、健胃消食、凉血平肝、清热等功效。番茄中的果酸对维生素C有保护作用，番茄碱有抑菌消炎、降低血管通透性的作用。

中医疗法

▶ 取穴

手疗部位	步骤	选穴
手背、手指	第一步	合谷
	第二步	二间
手侧	第三步	肝胆穴区
	第四步	心肺穴区

▶ 疗法

合谷
按法20次

二间
按法20次

心肺穴区
按法20次

肝胆穴区
按法20次

● 日常保健 ●

❶避免任何形式的局部刺激，如搔抓、肥皂热水洗、用力揩擦及不适当的治疗等。

❷忌食刺激性食物，如酒、辛辣食物等。

❸在急性发作期，不能做预防接种，婴儿患有湿疹时不能种牛痘。

银屑病

银屑病俗称"牛皮癣"，它的病因至今尚未明确，一般认为与遗传、感染、环境、精神、代谢障碍、内分泌失调、免疫功能紊乱等因素有关。根据其临床表现和病理特征，可将其分为寻常型、脓疱型、红皮病型等类型。

临床表现

寻常型的皮疹好发于头皮、躯干、四肢伸侧，初期表现为粟粒至扁豆大小的炎性丘疹或红斑，以后逐渐扩大或融合成片，周边围以红晕。表面覆盖有多层灰白色或银白色鳞屑，轻轻刮除表面的鳞屑，可露出一层淡红色发亮的半透明薄膜。若刮除这层薄膜，可以看到许多小出血点。根据皮损的活动情况，将其分为进行期、静止期、退行期。在进行期，旧的皮损不见消退而新的皮损又不断出现，皮损处炎症明显，鳞屑较厚，损害周边围以红晕；在静止期，炎症减轻，皮损长期没有多大变化，而且没有新皮疹出现；在退行期，炎症基本消退，皮疹缩小或变平。这时可遗留下白斑或色素沉着斑。

药方疗法

方1

〔组成〕旱柳叶30克，葱白24克，猪油、盐各适量，明矾1.5克。

〔用法〕把上述材料共捣烂，布包涂患处，每日3次，6天为1疗程。

〔附注〕此方也可用于湿疹。

方2

〔组成〕曼陀罗根皮适量，醋、枯矾各适量。

〔用法〕把曼陀罗根皮晒干，研末，加醋及枯矾擦患处。

中医疗法

▶ 取穴

手疗部位	步骤	选穴
手背	第一步	阳池
	第二步	后溪
手指	第三步	肺经
	第四步	肝胆穴区

▶ 疗法

后溪
按法20次

阳池
按法20次

肺经
摩法20次

肝胆穴区
摩法20次

● 日常保健 ─

◎调整心态。本病病情顽固，常数月或数年不愈，即使治愈也容易复发，所以患者对疾病的康复往往缺乏信心，容易产生抑郁、焦虑、悲观等负面情绪。这些负面情绪会导致内分泌功能紊乱，免疫功能降低，进而加重病情。因此，患者要注意调整心态。

◎预防感染。感冒、气管炎、牙周炎等感染性疾病是诱发银屑病的一个重要原因。对于感染性疾病要积极治疗，尽量缩短病程。平时应注意锻炼身体，提高机体的抗病能力，预防各种感染性疾病。

斑秃

斑秃俗称"鬼剃头"，是一种骤然发生的局限性斑片状的脱发性毛发病。斑秃处头皮正常，无炎症及自觉症状。

临床表现

突然出现脱发斑，其数目及大小不定。脱发处的头皮及其他头发并无异常，亦无主观症状。范围大者可致全部头发脱落，甚至出现眉毛、腋毛、阴毛、胡须等亦完全脱落的普秃状况。病因包括遗传、工作压力、节食减肥、清洁不当、染发剂带来的化学污染和激素分泌问题。

饮食疗法

枸杞黑芝麻粥：枸杞10克，黑芝麻30克，粳米100克。同煮粥，早晚分食。

日常保健

◎注意帽子、头盔的通风。头发不耐闷热，戴帽子、头盔会使头发长时间不透气，容易引发头皮问题。

中医疗法

针灸疗法

上星
头维

百会
风池
翳明

对症取穴

主穴：百会、头维、阿是穴
配穴：翳明、上星、太阳、风池

疗法

每次选择2~5个穴位（阿是穴必选），疗效不明显的时候，酌情增加配穴。留针15~20分钟，每日1次，每次为1疗程。

刮痧疗法

对症取穴

头部：风池、风府
背部：肝俞、脾俞
上肢部：合谷

时间	运板	次数
25分钟	平刮法	40次

肝俞
在背部，第9胸椎棘突下，后正中线旁开1.5寸。

脾俞
在背部，第11胸椎棘突下，后正中线旁开1.5寸。

第七节 五官科疾病的疗法

老年性白内障

老年性白内障是因晶状体混浊，导致视力出现障碍的一种疾病。多见于50岁以上的人群，而且随着年龄的增长，发病率有增高的趋势。其实，老年性白内障是晶状体的一种退行性改变。其发病机制目前尚未完全阐明，但很多因素可以加速白内障的形成，如酗酒、吸烟、眼外伤、糖尿病、长期日光暴晒、晶状体营养和代谢障碍等。

临床表现

在临床上，老年性白内障的症状主要表现为视力减退和视物模糊。视力减退可因病损部位的不同而各异。若其位于晶状体的周边，视力可不受影响。若其位于晶状体的中央，轻者视力减退，重者仅可见手动或光感。视物模糊表现为在看物体时出现双影或多影现象，或在眼前出现与眼球转动无关、位置固定不变的点状或片状的阴影。在整个病程中，患者一般不会出现眼红、眼痛、头痛、视力快速下降等症状，若出现上述症状，就要考虑是否出现了眼底出血、急性青光眼、视网膜脱离等病变，这时必须就医检查。在此，有一种情况需要引起患者的警惕。它表现为近视或原有近视的度数增加，而老视度数相对减少，甚至在阅读时可摘下原有的老花眼镜。这说明白内障已进入了膨胀期，此时容易诱发青光眼。

中医疗法

▶ **取穴**

手疗部位	步骤	选穴
手背、手腕、手指	第一步	合谷
	第二步	养老
	第三步	关冲
手指	第四步	眼点

▶ **疗法**

关冲
掐法20次

合谷
掐法20次

养老
掐法20次

眼点
掐法20次

● **日常保健**

◎避免过于强烈的紫外线照射。在阳光照射强烈时，出门最好佩戴防紫外线的太阳镜。

◎限制热量摄入。研究表明，过度肥胖者白内障发生率比体重正常者高出30%左右。

青光眼

青光眼是由于眼压升高到某种程度而使视神经受到损害，最终影响视功能并可导致失明的一种眼病。根据前房角开闭情况，将青光眼分为闭角型青光眼和开角型青光眼。

临床表现

闭角型青光眼是由于前房角关闭，房水排出受阻所致。这类青光眼在急性发作前，大多数都会出现小发作。小发作常在情绪激动、过度劳累、天气突变、暗室停留时间过长等状况下诱发，患者会出现虹视、眼痛、眼胀、视物模糊、轻微头痛等症状，但是经睡眠或休息后可缓解。如果多次小发作不注意，就会引起急性发作。患者可出现剧烈头痛（疼痛可向眼眶、鼻旁窦、耳根、牙等处放射）、虹视、畏光、流泪、视力急剧下降等症状，还常伴有恶心、呕吐、发热等表现。若不能及时就医，有可能导致失明。

开角型青光眼的特点是眼压升高时房角仍然是开放的。病变主要位于小梁网，房水排出主要受阻于此。由于小梁网的损害是渐进性的，眼压也随着房角粘连范围的缓慢扩展而逐步上升，因此多数患者早期无自觉症状，部分患者可出现视物模糊、轻微头痛、眼球发胀等症状，很容易被误以为是视力疲劳。

中医疗法

▶ 取穴

手疗部位	步骤	选穴
手指	第一步	眼点
手侧	第二步	肝胆穴区
	第三步	肾穴区

▶ 疗法

眼点
掐法20次

肝胆穴区
揉法20次

肾穴区
揉法20次

● 日常保健

◎保持良好的睡眠。睡眠不安和失眠，容易引起眼压升高，诱发青光眼。老年人睡前最好洗脚，喝牛奶，以帮助入睡。尤其是眼压较高的人，更要睡好觉。

◎青光眼与天气。气温降幅过大，会影响体温调节中枢，继而通过自主神经干扰血压而造成眼压波动，导致青光眼的急性发作。因此，在秋冬季节患者要留意天气预报，尤其是冷空气的活动状况。当有冷空气过境时要尽量避免外出；若一定要外出，应戴上眼镜以免冷风直吹眼球。

梅尼埃病

梅尼埃病是一种内耳疾病，其病因目前尚未完全阐明，可能与病毒感染、变态反应、内耳血管微循环障碍等因素有关。

临床表现

临床主要表现为眩晕、耳鸣、听力减退。眩晕呈突发性，患者常感到天旋地转，睁眼时明显，闭目时减轻，头稍动即觉眩晕加重，重者还可伴有恶心、呕吐、面色苍白、血压下降等症状，但神志清楚，数小时或数天后即可减轻或消失。耳鸣呈间歇性或持续性，多在眩晕出现前发作。发作过后，耳鸣可逐渐减轻或消失，但屡次发作后可出现永久性耳鸣。听力减退一般多发生于单侧，早期常不自觉。每次眩晕发作都可出现听力减退，发作后听力可完全或部分恢复。若反复发作，会造成听力逐渐减退而不能恢复。此外，患者在发作期间患侧耳内或头部常出现胀满感、沉重感或压迫感，有时还会伴有耳周灼痛。

疾病鉴别

梅尼埃病要和突发性聋相鉴别。约半数突发性聋患者可伴有眩晕，但极少反复发作。梅尼埃病不同，患者可反复发作。突发性聋患者听力损失快而重，以高频为主，两者较容易鉴别。良性阵发性位置性眩晕患者主要症状为改变体位的眩晕，无听力改变，但梅尼埃病常伴有听力渐进性减退甚至耳聋，与良性阵发性位置性眩晕容易鉴别。

中医疗法

梅尼埃病的患者在发作期多行走困难，须待眩晕稍减轻时方可在别人帮助下到医院就诊。在家期间应选择患者自感舒适的体位，闭目静卧，家人可按揉患者内关穴，待其症状减轻后，送医院就诊。

内关

梅尼埃病属于中医"耳眩晕"一病的范围。中医认为，眩晕一证，虚者居其八九。再有，肝火上扰、痰湿内停也可引起眩晕。故从治疗方法上以虚则补之，实则泄之的原则。

眩晕发作可配合针灸治疗。

取穴：百会、神门、内关、耳门、合谷、申脉，强刺激手法。

神门

耳门

申脉

● **方药** ─

菊花、白芍、天麻、决明子、丹参各10克，蔓荆子6克。如见有全身无力、腰酸腿软、面色苍白等虚证表现者，加党参、黄芪各10克，炙甘草6克。有胸中胀满、头重痰多者加半夏10克，茯苓15克，白术10克。有心情不畅、烦恼多梦、急躁胸闷者加石决明30克(先煎)，夏枯草6克，柴胡6克，牛膝10克。

龋齿

龋齿俗称"蛀牙",是牙体组织被龋蚀、毁坏、崩解的一种疾病。未经治疗的龋洞是不会自行愈合的,其最终结果会导致牙齿的缺失。目前认为,龋齿的发生主要是细菌、宿主(指人体)、食物这三种因素相互作用的结果。其中,细菌(主要是变形链球菌)在龋齿的发生发展过程中起着主导作用,它能与唾液及食物残渣混合在一起,黏附于牙齿表面和窝沟中形成牙菌斑。牙菌斑中的细菌能产生酸性物质,这些物质能溶解牙齿中的矿物质,时间长了就会形成龋洞。

临床表现

临床上根据龋病所在部位的深浅,分为浅龋、中龋和深龋。浅龋时,在牙齿表面有白色、棕色或灰黑色的斑点,但患者一般无主观症状。病变进展到了中龋,说明牙齿上已有龋洞形成,患者遇到冷、热、酸、甜等刺激时会产生疼痛感。深龋说明牙齿上有较深的龋洞形成,所产生的疼痛也更为剧烈,但没有上述刺激时牙痛可马上缓解。若此期还没有得到及时治疗,病变可累及牙髓,造成急性牙髓炎。这时即使没有任何刺激也会出现阵发性或持续性疼痛,常于夜间加剧,患者常常彻夜难眠,而且难以分辨牙痛的位置,这种情况一旦发生应立即就医诊治。

日常保健

◎饭后漱口。饭后及时漱口可清除滞留在牙齿沟窝、缝隙中的食物残屑和部分牙垢,减少口腔内的致病微生物,但无法清除牙菌斑。漱口时要注意的是,所用的水量、含漱的力量和次数,均不可太少,否则难以起到应有的作用。

中医疗法

▶ 取穴

下关、大椎、风池、胃俞、合谷、内庭、行间。

下关

大椎

风池

胃俞

合谷

内庭

行间

▶ 疗法

1.抽气罐法：用投火或闪火法将罐吸附于大椎、风池、合谷。

2.针罐法：先行针刺下关、大椎、胃俞、内庭、行间，待得气后留针，再用抽气罐法将罐吸附于穴位。

3.刺络拔罐法：先对合谷、胃俞、下关进行消毒，之后用三棱针在各穴点刺2~3下，再用闪罐法将罐吸拔于点刺部位。

4.走罐法：沿背部足太阳膀胱经的大杼至胃俞，自上而下走罐，以皮肤潮红为度。

中耳炎

中耳炎是细菌或病毒通过耳咽管，或者外界细菌、病毒直接通过陈旧性穿孔的鼓膜进入中耳引起的一种疾病。

临床表现

患者有不同程度的耳痛。感染轻者为阵发性耳痛，严重者则呈剧烈性跳痛。发热，严重的可高达40℃。患者常感到耳鸣、听力减退等听力障碍，但常被耳痛症状所掩盖。鼓膜穿孔后则有大量脓液流出，以上症状可逐步减轻。鼓膜出现急性充血，穿孔后则有搏动性脓液涌出。危险时可出现耳后肿痛、头痛、高热、寒颤、颈项强直或昏迷等，须尽快治疗。

中医疗法

按摩疗法

以拇指指尖轻轻揉按听宫，每次左右各按揉1~3分钟（或双侧同时）。

听宫

位于面部，耳屏前，下颌骨髁状突的后方，张口时呈凹陷处即是。

177

沙眼

沙眼是由沙眼衣原体引起的迁延性结膜炎症，是十分常见的眼科疾病，具有很强的传染性，可通过手、眼接触，苍蝇或者带菌物品等进行传染。沙眼因其在眼睑结膜表面形成粗糙不平的外观，像沙粒附在上面，所以被称为沙眼。中医把沙眼称为"椒疮"或"粟疮"。中医认为，本病多因外感风热邪毒，内有脾胃积热，内邪与邪毒相结于睑胞，气血失和所导致。

临床表现

上睑穹窿部结膜表面粗糙，结膜血管模糊，滤泡和乳头同时出现。后期，结膜出现白色的瘢痕组织。早期症状不太明显，仅眼睑微痒。后期，病情逐渐加重，有疼痛感、异物感，怕光，流泪，分泌物增多，视物模糊等。重症者由于瘢痕收缩，可以并发睑内翻倒睫、角膜溃疡、角膜薄翳等症，导致视力减退，甚至失明。

疾病鉴别

沙眼需要与结膜滤泡症、慢性滤泡性结膜炎、春季结膜炎、巨乳头型结膜炎等疾病进行鉴别。

● 日常保健

◎养成良好的卫生习惯。不用手揉眼睛；毛巾、手帕要勤洗、晒干。

◎注意个人卫生。不和他人共用毛巾、洗脸盆等，并定期消毒。

中医疗法

刮痧疗法

对症取穴

头部：瞳子髎、阳白、睛明
背部：大椎
下肢部：太冲

时间	运板	次数
10~15分钟	角刮法	30次

阳白
在前额部，瞳孔直上，眉上1寸。

睛明
在面部，距目内眦角上方0.1寸的凹陷处。

瞳子髎
在面部，目外眦，外侧0.5寸凹陷中。

滴眼疗法

药材
桑叶、菊花、白矾适量。
用法
把上述药材煎水、澄清，约300毫升，每次取100毫升洗眼，3次为1疗程。

桑叶

菊花

扁桃体炎

扁桃体炎，中医称为"乳蛾""喉蛾"或"莲房蛾"，是腭扁桃体的一种非特异性急性炎症。扁桃体炎根据临床表现不同分为急性扁桃体炎和慢性扁桃体炎两种；就诊断和治疗而言，又可分为急性充血性扁桃体炎和急性化脓性扁桃体炎两种。本病常发生于儿童及青少年。

临床表现

本病的全身症状有：起病急、恶寒、高热，体温可达39～40℃，尤其是幼儿可因高热而抽搐、呕吐。

本病的局部症状有：咽痛明显，吞咽时尤甚，剧烈者可放射至耳部，幼儿常因不能吞咽而哭闹不安。急性患者面颊赤红、口有臭味、舌苔黄厚，颈部淋巴结特别是下颌角处的淋巴结往往肿大，并且有触痛。局部检查可见到不同类型扁桃体炎的不同表现。急性充血性扁桃体炎主要表现为扁桃体充血、肿胀、表面无脓性分泌物。急性化脓性扁桃体炎则表现为扁桃体及腭弓明显充血，扁桃体肿大，有脓性分泌物。

疾病鉴别

扁桃体炎需要与咽白喉、疱疹性咽峡炎相鉴别。咽白喉患者的咽部疼痛症状较轻，检查时可以发现咽喉部位有灰白色的黏膜，并且无法擦去；而扁桃体炎患者的咽喉疼痛比较严重，咽喉部位呈现明显的充血、肿胀。疱疹性咽峡炎患者，其扁桃体部位通常会有白色米粒状疱疹；而扁桃体炎患者的咽喉部位没有。

中医疗法

拔罐疗法

让患者取坐位并低头，在对大椎穴进行常规消毒后，用三棱针迅速点刺该穴，然后在其周围上、下、左、右0.5寸处各刺1针。最后在穴位局部用闪火法将玻璃火罐吸拔在大椎穴上，并留罐10~15分钟。这样的治疗每两天1次，3次为1疗程。

大椎

肺俞

曲池

刮痧疗法

对症取穴
颈部：天突 上肢部：合谷、鱼际、少泽 下肢部：内庭

时间	运板	次数
20分钟	平刮法	50次

鱼际

一手手掌轻握另手手背，弯曲拇指，以指甲尖垂直下按第1掌骨桡侧中点的赤白肉际即是。

内庭
在足背，第2、3跖骨间，趾蹼缘后方赤白肉际处。

第四章

常见病痛的轻松疗法

第一节　感冒

感冒的发病原因是正气不足，导致外邪入侵，因此治疗的关键就是重新增强正气。

▶ 背部的膀胱经和督脉

背部的膀胱经和督脉对增强正气有积极作用。膀胱经和督脉的大部分都位于背部，督脉在脊柱中央，脊柱的两侧则是膀胱经。由于人体的背部属阳，腹部属阴，因此这两条位于背部的经脉均为阳气之脉，尤其是督脉，据古书所称，更为"主一身之阳气"，为阳中之王。长期对背部的膀胱经、督脉进行按摩、拔罐，可以让免疫细胞定期被激活一下。

▶ 后溪穴

此外，还有一个穴位比较方便按摩，就是后溪穴。此穴位于第5掌指关节（也就是小指头与手掌的连接处）尺侧近端赤白肉际处，这个穴位与督脉连通，定期按压，同样可以起到激发督脉阳气的效果。

▶ 迎香穴与上迎香穴

迎香穴属于手阳明大肠经最末端的穴位，位于鼻翼外缘中点，鼻唇沟的中央。上迎香穴为经外奇穴，并不属于任何一条经络，但与迎香穴关系密切，可配合使用。该穴位于鼻翼软骨与鼻甲的交界处，靠近鼻唇沟的上端。这两个穴位在鼻子的左右两边均有，感冒后可适当加以按摩。

▶ 拔罐、推罐补阳气

拔罐的位置和刮痧一样，不要忘了"单独照顾"大椎穴，此处也可拔一个。然后从颈部开始，顺着膀胱经一直往下，最远不要超过腰部，最好是能拔多少个罐就拔多少个。

拔罐需要使用多个罐子，相比之下，推罐只需要一个。具体做法是先在背部涂上润滑油，然后拔上一个罐，吸得紧紧的，由于皮肤上已经有了润滑油，因此这个罐可以很轻松地在背部上下游走，却不会漏气。

• 大椎

养 生 建 议

感冒后可以喝大量的热水，或者喝碗姜汤（生姜、葱白、红糖一起煮），然后盖上被子，就能出一身大汗。用电吹风的热风对着前额、后颈部吹，也能达到出汗的目的。

第二节 偏头痛

▶ 针刺治疗

从经络的分布来说，偏头痛发作的区域内主要有少阳经路过，所以在选穴上自然就应当以足少阳胆经穴位为主，常用的穴位有太阳、风池、率谷。

针刺治疗偏头痛一般不会一针下去马上就使头痛消失，而是要过10分钟后才能起到作用。

▶ 穴位按摩

我们还可以采用穴位按摩的方法来缓解偏头痛。

具体的穴位有两个，即上面说过的太阳、风池，这两个穴位不管是哪一类患者都适合。

如果患者经常精神紧张，那么还应该常按合谷穴。

在临床应用中，合谷穴与太冲穴经常配合起来使用，成为一个"套餐"，称为"四关穴"，这个"套餐"有很强的疏肝理气功效。

把这个"套餐"拆开来，单纯地按摩合谷穴同样有疏肝理气之效。

临床经验告诉我们，如果患者容易情绪紧张、发脾气等，那他偏头痛复发的次数就会明显升高。情绪紧张、发脾气这些在中医看来都是肝气不舒的表现，按压合谷穴就可以起到疏肝理气的效果，进而达到预防之目的。

如果患者是女性，而且偏头痛的发作与来月经有密切的联系，那还得加上这两个穴位：气海、关元。

这两个穴位位于下腹部，是治疗女性月经病的必用穴位。

从月经来的前几天开始，就应该自行按摩这两个穴位，或者用艾灸条点燃后在这两个穴位进行灸疗。

合谷

太冲

·气海

·关元

▶ **治疗贵在坚持**

按摩这些穴位确实有预防偏头痛发作的效果，但是要注意不能"三天打鱼，两天晒网"，而应每天进行，且至少要坚持1个月才会有明显效果。

养 生 建 议

偏头痛的患者是不能吃某些食物的，常见的如干奶酪、巧克力及其制品，酒精性饮料（特别是红酒），含咖啡因的饮料如茶、咖啡，发酵的食物如面包等，腌熏的肉类如香肠、火腿等。

第三节　肥胖症

　　肥胖症是一组常见的代谢症群。当人体进食热量多于消耗热量时，多余热量以脂肪形式储存于体内，其量超过正常生理需要量，且达一定值时遂演变为肥胖症。因体脂增加使体重超过标准体重20%或体重指数大于24者称为肥胖症。如无明显病因可寻者称单纯性肥胖症，具有明确病因者称为继发性肥胖症。肥胖症的治疗方法有以下几种。

▶ 穴位刺激

　　中医认为，脾胃功能失常是造成肥胖的关键原因。脾胃为后天之本，主受纳；腐熟水谷，主运化，输布水谷精微。脾胃功能正常，水谷精微输布，转化也通畅条达；脾胃功能异常，水谷精微布化失常，则会导致肥胖的发生。

　　足三里、丰隆、三阴交、天枢，这几个穴位都是脾经、胃经的穴位，经常按摩它们，就能够调节脾胃，使水谷精微布化恢复正常，从而达到减肥的目的。

足三里
丰隆
三阴交

天枢

　　医生还发明了耳穴疗法，将王不留行籽用胶布贴在耳穴上，这样耳穴就能长期受到刺激，睡梦中都能得到治疗。

常用的耳穴有以下几个：饥点、交感、胃、肠。

将王不留行籽贴上耳穴后，最好经常按摩，按摩到穴位处有酸酸的感觉即可，如果不能经常按摩，起码应当做到于三餐前进行。

另外还可以去医院做穴位埋线，医生会在穴位处埋入一根羊肠线，它就是做手术时缝合伤口用的缝线，能够在一两周内完全自行吸收。不过在它被吸收前，它将一直刺激着穴位，持续地起到治疗效果，特别适合于想减肥而又时间、精力有限的人。

▶ 穴位减肥的作用和原理

穴位减肥的作用和原理包括以下几点。

❶抑制下丘脑摄食中枢神经兴奋。这个中枢被抑制了，进食的欲望就会减少，吃得少些，摄入的热量自然就能够降低。

比如耳穴中的"饥点"，就是一个专门针对下丘脑摄食中枢的穴位，通过穴位治疗能够直接将其抑制。

❷加强体内代谢速度。穴位治疗后，机体的能量代谢会明显加快，能量消耗得快，脂肪就会被尽可能地用起来。

❸促进肠道蠕动。食物被吃进去后，在胃部只是简单地消化一下，吸收主要是在肠道。吸收是需要时间的，肠道动得越快，食物在肠道内停留的时间就越短，被吸收的就会越少，热量摄入自然也就越少。

肠道蠕动的快慢可以通过听肠鸣音来判断。我们在肚子特别饿的时候，会听到肚子里发出"咕咕咕"的叫声，这就是肠鸣音，但一般情况下肠鸣音并没有这么大声，需要用听诊器放在肚子上才能闻及。

有人曾经专门做过试验，在给患者做针灸前，先用听诊器听听他的肠鸣音一分钟有多少次。在治疗减肥的穴位上针刺后，再听听肠鸣音。一般来说，针刺后肠鸣音能增加50%，也就是说如果之前一分钟能听到40次，针刺完后就能听到60次以上，说明肠道蠕动加快了。

▶ 减少热量摄入

肉类、啤酒等食物，均属高热量，吃得越少，热量摄入就越少。肥胖症患者大多是肉食动物，如果想快点减肥，那就要尽可能把自己变成素食者，多吃青菜少吃肉。植物含的热量都不算高，多吃点把胃撑满了，下丘脑摄食中枢就会得到胃传来的信号，不再兴奋，人也就没有再进食的欲望了。此外，植物里含有大量的纤维素，可以刺激、加速肠道的蠕动，使食物尽快通过肠道排出——在肠道里停留的时间少了，食物中的热量被吸收的机会自然就相应减少，热量摄入也就下降了。

▶ 加强热量消耗

每天要运动至少15分钟，最好是半个小时以上，而且运动必须达到出汗的程度，这样才能有效。有的人每个星期都去踢足球，虽然踢得满身大汗，但毕竟只有每周1次，这么低频率的运动对于减肥而言是没有太大意义的。

第四节　慢性阻塞性肺疾病

对于慢性阻塞性肺疾病（COPD）患者，首先要清楚地认识到，自己的肺已经受到了明显的损害，许多气管已经发生了结构性狭窄，而且肺泡、血液、心脏也已经发生了损害，只有清楚地认识到这一点儿，才能认真地做以下治疗。

❶绝对不吸烟，尽量避免空气污染。绝对不吸烟这个不必多言。对于空气污染，可以多待在室内，或者外出时戴口罩。

❷避免风寒，注意保暖。呼吸道的防御能力会随着气温下降而明显减弱，所以COPD患者如果不想让已经降低的防御能力雪上加霜，就一定要注意多穿点衣服，多戴条围巾。

❸慢呼吸。坐在椅子上，或者平躺在床上，然后闭上眼，想象着小腹部有一团火苗在熊熊燃烧，接着缓缓地进行呼吸动作。吸气时要尽量缓慢，想象着每吸一点儿气进来，火苗就会烧得更旺一些，所以要尽量地把气吸深一点儿，一直吸到小腹里，这样火焰就会越来越旺，如此直到吸到无气可吸为止。呼气时则要想象着火焰会随着呼气减弱，所以要慢慢地呼，以免突然一下火苗就熄灭了。如此反复缓慢呼吸，做上半个小时左右就可以了。

❹穴位治疗。COPD患者应该像治疗感冒那样，经常按摩背部的肺俞、风门、大椎，以及腰部附近的肾俞、脾俞、胃俞。如果可以的话，经常沿着背部的督脉、膀胱经刮痧、拔罐，也能起到类似的效果。

❺长期吸氧。通过吸氧，能够改善COPD患者体内缺氧的状态，体内氧气一旦补充到正常水平，红细胞的数量就会慢慢减少，血液的黏稠度也就相应下降了。原先"受苦受累"的心脏，也会改善一下"物质待遇"，就算"干的活"同过去一样多，但吃的"伙食"好一些，"过劳死"的概率也会小些了。

第五节　面瘫

面瘫治疗一般可以分为两个阶段。

治疗阶段一：尽快解除水肿

第一阶段是在发病后3~7天，这时的治疗思路是：尽快解除水肿，让面神经不要再受到挤压。

治疗阶段二：让面神经尽快恢复

恢复面神经有以下几种方法。

▶ 神经刺激

神经刺激主要靠针灸。常用的针灸穴位有以下几个：地仓、颊车、攒竹、翳风。

地仓

颊车

攒竹

翳风

不管是哪个医生治疗，肯定都少不了以上这些穴位。这些穴位上都有面神经分支，因此针刺以上穴位，就能够对面神经进行直接刺激，使其功能重新恢复。

除了针刺治疗外，还可以在面部进行拔罐、艾灸的治疗。这样的治疗除了能刺激面神经外，还能加强局部的血液循环，以使更多的氧气、营养供给面神经，给予其充分的物质支持，加强神经营养。

除了以上治疗外，患者回家后还应该自我按摩以上穴位，每个穴位都应该按摩至局部发热发胀为止，按摩的次数越多，效果就会越好。

▶▶ 面瘫的恢复

面瘫的恢复时间一般需要两三个星期。还有一小部分面瘫患者，是没办法治好的。每个患者的具体恢复时间、最后的治疗效果，和以下几个因素都有关联。

一是面瘫的严重程度。越严重，治疗起来越慢，效果越差。

二是耳后有没有疼痛感。如果有，那么这个患者可能会很难治好。

三是接受治疗的时机。接受治疗的时间越晚，恢复的时间就越长，效果也就越差。

第六节　突发性耳聋

治疗突发性耳聋可针灸，最常用的几个穴位是耳前三穴：耳门、听宫、听会。这三个穴位都分布在耳朵前方，算是耳前的"岁寒三友"。这三个穴位离得很近，从上往下分别是：耳门、听宫、听会。治疗突发性耳聋只要经常按摩耳前三穴就可以了。

除了耳前三穴，合谷、太冲也是经常使用的穴位。

合谷、太冲合称为"四关穴"，这两个穴位有舒缓情绪紧张的作用。

精神放松下来，肾上腺素就会减少分泌，当然有利于耳蜗微循环血管的扩张，改善耳蜗神经细胞的供血。

耳门
听宫
听会

太冲

合谷

第七节　静脉曲张

▶ **穿长筒弹力丝袜**

由于袜子有弹力，会一直对静脉产生一个收缩的压力，这可以加快血液的回流。

▶ **抬高双腿**

抬高双腿坐在沙发上，或者躺在床上的时候，找个枕头把脚垫高，这样一来，血液的重力就不会再压在静脉瓣上，而会在重力的作用下很顺畅地迅速往心脏回流。

▶ **按摩疗法**

自己揉搓一下腿部的肌肉。具体方法也很简单：捏住腿部的肌肉，从下往上，一遍一遍地捋。这样的好处是用外力促进静脉血液的回流，同样是为了减轻静脉瓣的负荷。

第八节　呃逆

呃逆重新激活了退化神经反射，只要能干扰、阻断这个神经反射过程，呃逆自然就会消失。

▶ 穴位治疗

治疗呃逆的穴位有：攒竹、天突、中脘、气海、膻中等。

刺激这些穴位，均能产生神经信号，干扰呃逆的神经反射。比如天突穴，这里靠近声门，刺激这里，就可以干扰声门接收到神经中枢发来的呃逆信号。

如果记不住那么多的穴位，还可以采用以下方法。

197

▶ 深吸气、深屏气

通过这种方法，让大脑对膈肌、膈神经发出强制性信号，以此来干扰它们的活动。

▶ 刺激喉咙

按压双眼球或用棉签伸进口腔，可能会干扰呃逆反射中的迷走神经、交感神经，使之无法再产生信号传入。

▶ 药物

常用的有止呕药，比如胃复安；抗精神病药，比如多虑平。这些药物，均能够直接作用于脑干的神经细胞，降低其兴奋性，使之不再向膈肌发出呃逆的指令。

▶ 神经麻醉

呃逆实在无法控制的时候，还可以用麻醉药在患者颈部进行注射，目的是把交感神经彻底阻断。不过这种治疗要求医生的操作非常准确，因为它有一定的风险性，一般情况下都是作为最后一招使用。

不管采用哪种方法，只要能够对呃逆反射产生干扰，就是有效的治疗。呃逆反射毕竟是一种退化的反射，只要进行了干扰，这个反射很快就会重新转回休眠、退化状态，这样呃逆就消除了。